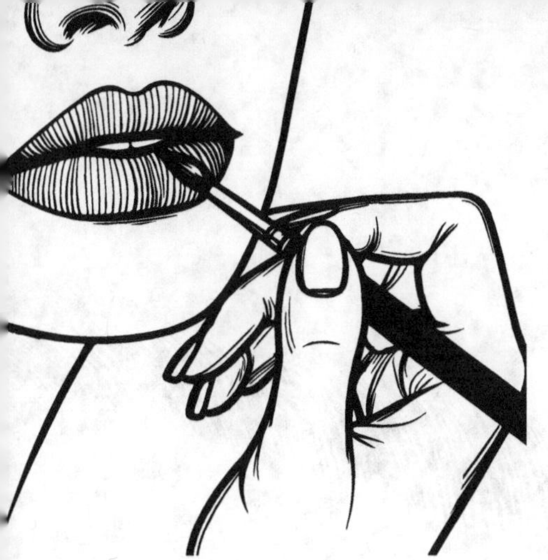

ESTE LIBRO

pertenece a:

Nombre:

Teléfono:

Email

Dirección

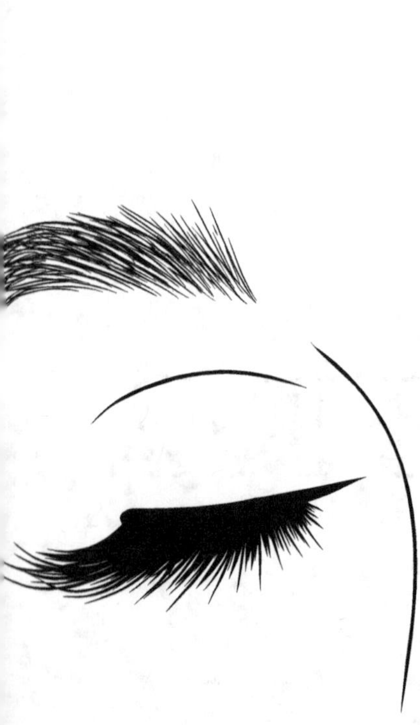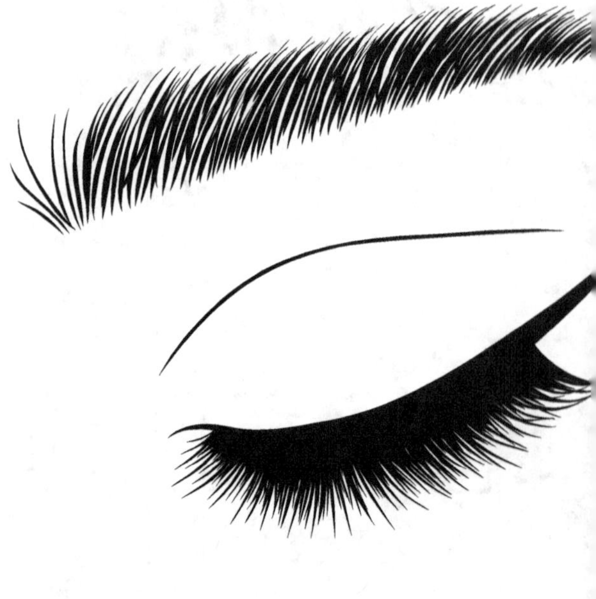

Introduction

Bienvenida/o a nuestra guía completa de maquillaje al estilo de los años 70. Aquí encontrarás 60 consejos detallados que te ayudarán a recrear el look icónico y vibrante de esta fascinante década.

Los años 70 fueron una época de experimentación y cambio en el mundo del maquillaje, marcada por una mezcla de naturalidad y dramatismo.

Desde la influencia de la cultura disco hasta el movimiento hippie, el maquillaje de esta época se caracteriza por las sombras metalizadas, el delineado con alas, la piel bronceada y los labios brillantes.

Los 60 consejos, ordenados de menor a mayor importancia, están acompañado de explicaciones detalladas para ayudarte a comprender y aplicar cada técnica de manera efectiva.

Aunque algunos consejos puedan parecer repetitivos, cada uno aborda aspectos diferentes y específicos del maquillaje de los años 70. Recordarlos y aplicarlos correctamente es crucial, ya que estos detalles eran parte integral del estilo de esa época.

Maquillaje Retro

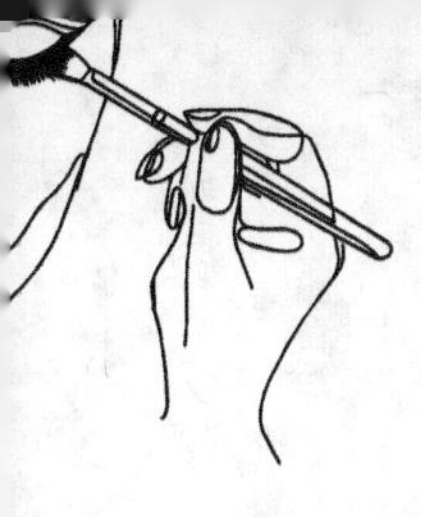

1

Investiga y Conoce el Estilo de los 70.

Investiga sobre el maquillaje de los años 70 antes de comenzar. Te ayudará a recrear los estilos icónicos y las modas de la época conociéndolos.

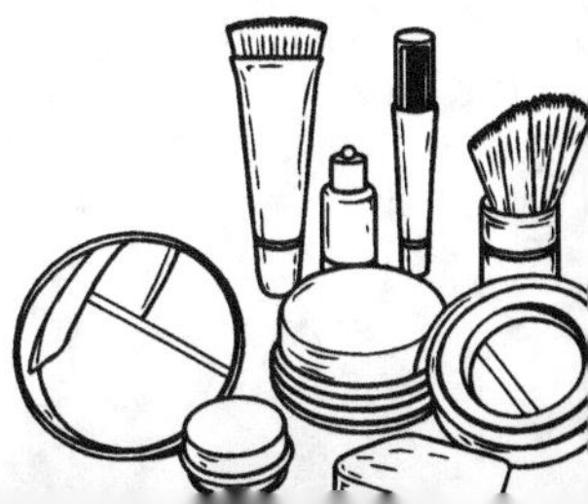

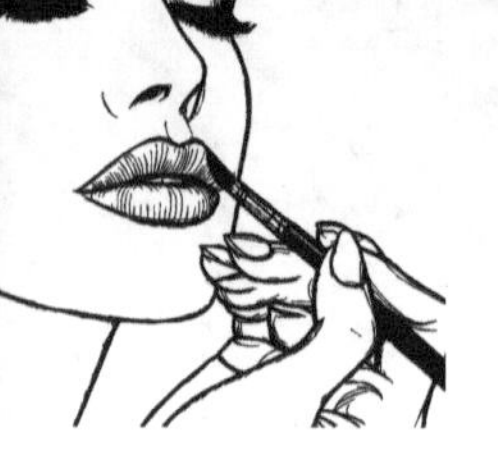

2

Prepara tu Piel.

Limpia e hidrata tu piel antes de maquillarla. Una buena preparación de la piel garantiza que el maquillaje tenga un aspecto uniforme y dure más.

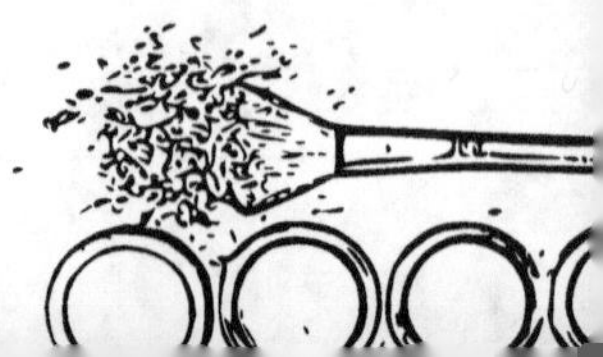

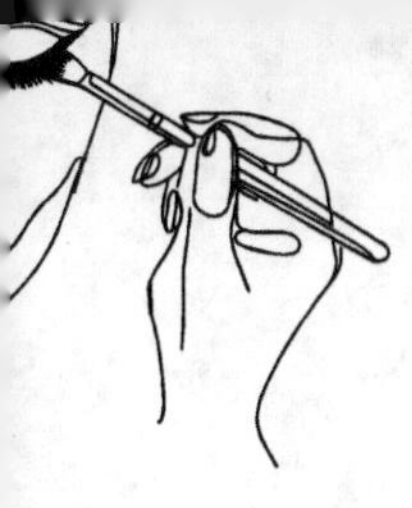

3

Usa

una Prebase.

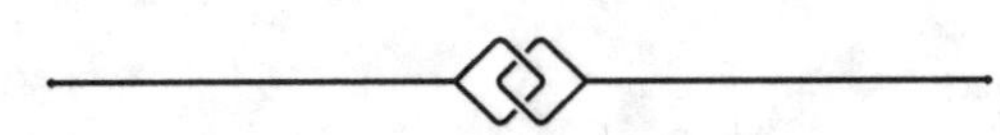

Aplica una prebase para sombras de ojos y rostro. Esto ayudará a que los productos se adhieran mejor y duren todo el día.

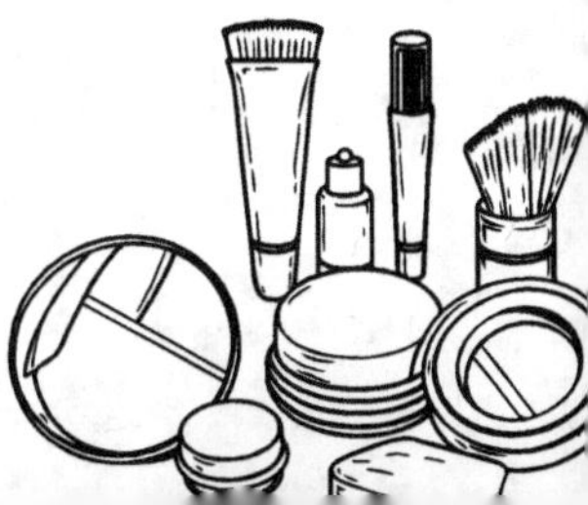

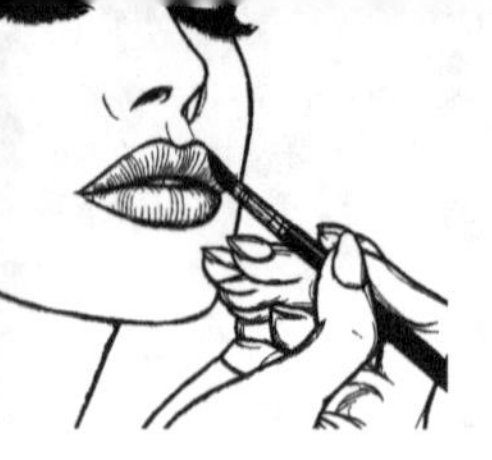

4

Opta por una Base Ligera.

Use una base de maquillaje ligera que deje tu piel natural. En los años setenta, la piel saludable y bronceada era muy popular.

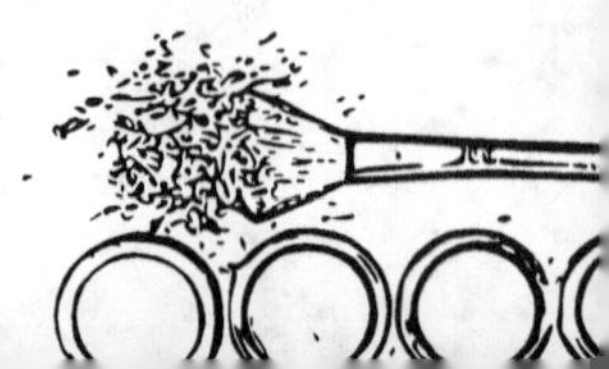

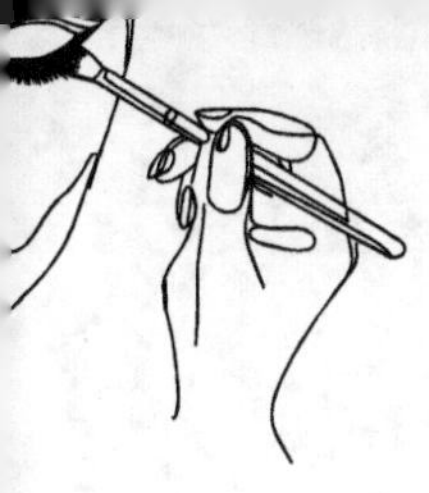

5

Utiliza Polvos Bronceadores.

Para obtener un bronceado natural, aplica polvos bronceadores en los puntos altos del rostro. Para evitar líneas duras, difumina bien.

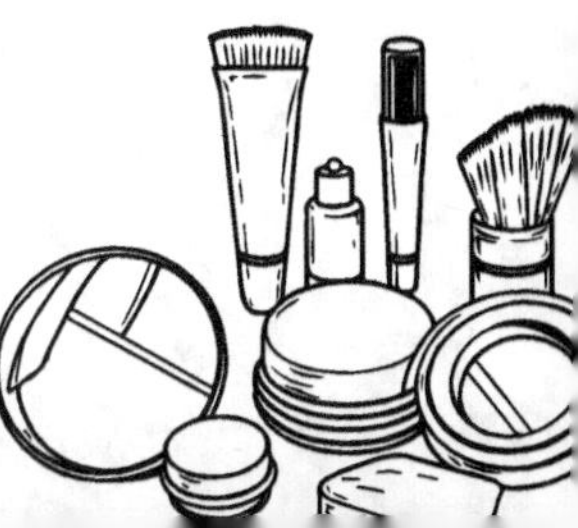

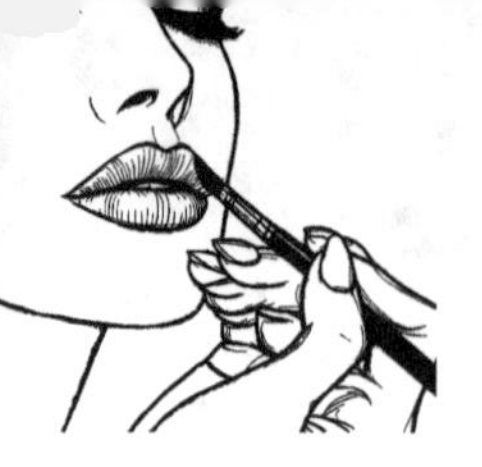

6

Rellena las Cejas Naturalmente.

Cepilla y rellena tus cejas naturalmente. En los años 70, las cejas gruesas y naturales eran comunes; no uses trazos demasiado marcados.

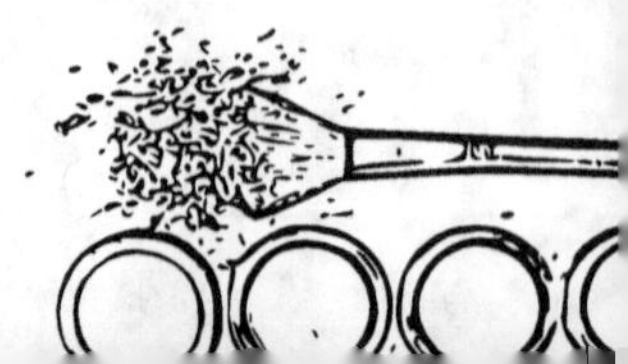

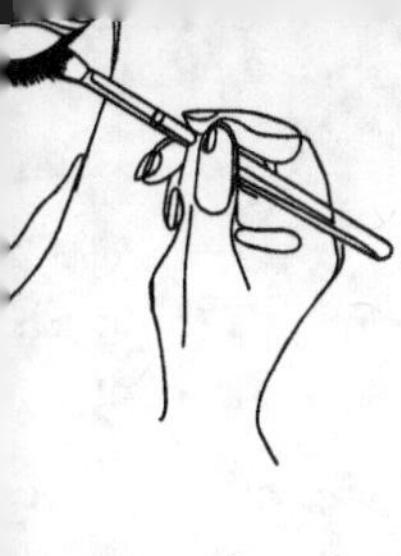

7

Usa Sombra de Ojos Metálica.

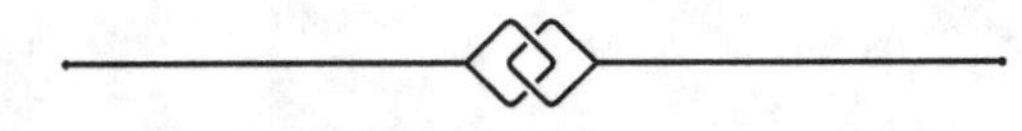

Era muy popular usar sombras de ojos metálicas en colores como el azul, el verde y el dorado. Difundir la sombra después de aplicarla en todo el párpado móvil.

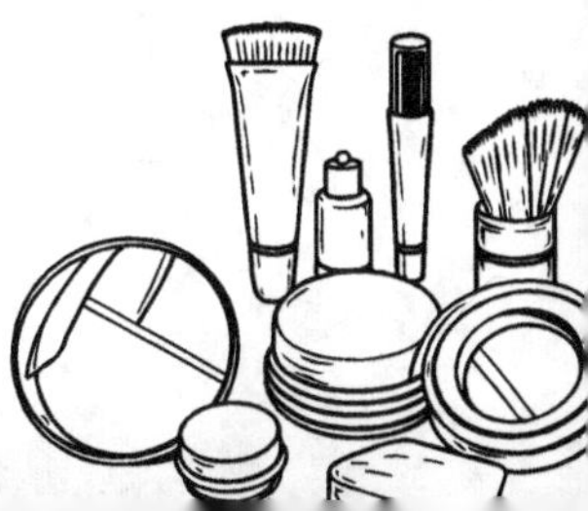

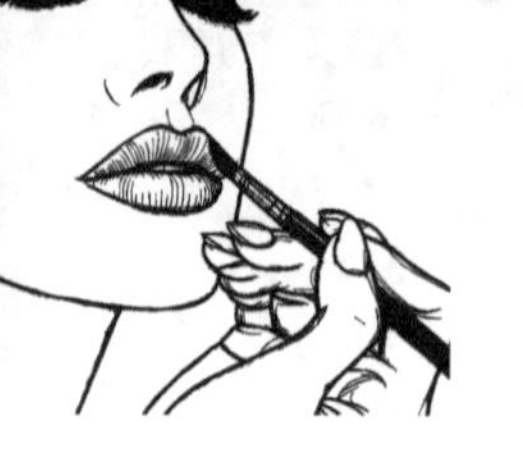

8

Delinea los Ojos con Eyeliner Negro o Marrón.

La línea superior e inferior de las pestañas requería un delineador negro o marrón. Para un aspecto más impactante, puedes realizar un delineado grueso y alado.

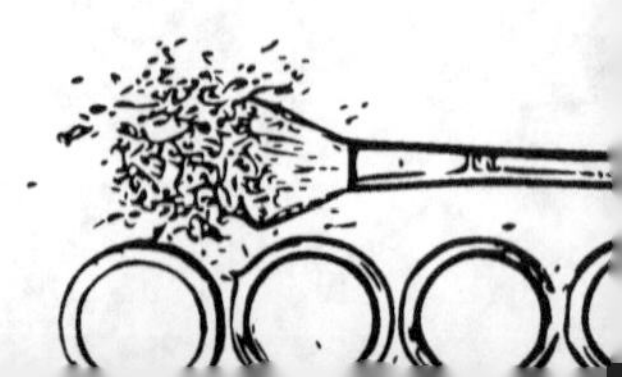

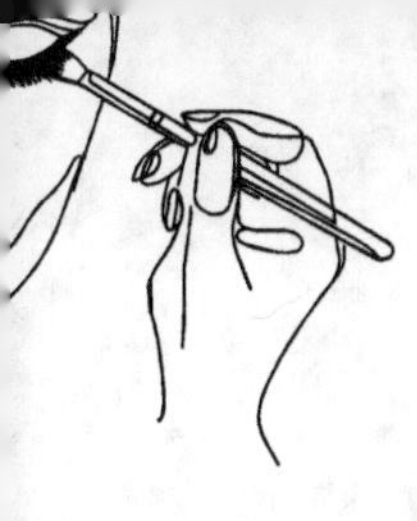

9

Aplica Múltiples Capas de Máscara.

Para dar longitud y volumen a las pestañas, se aplicaba una máscara de pestañas en negro o marrón en múltiples capas. Para un efecto más impactante, considere usar pestañas postizas.

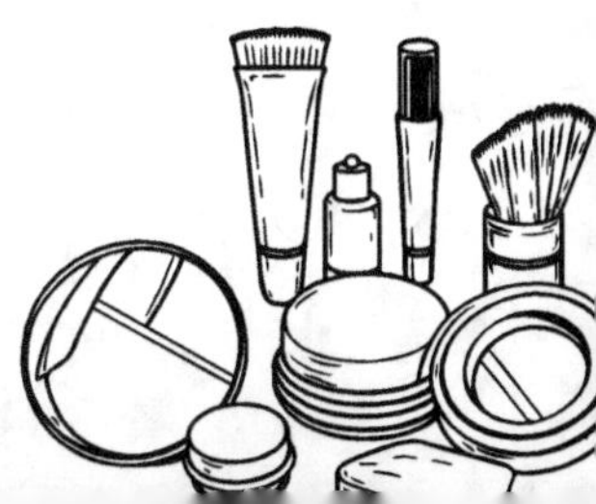

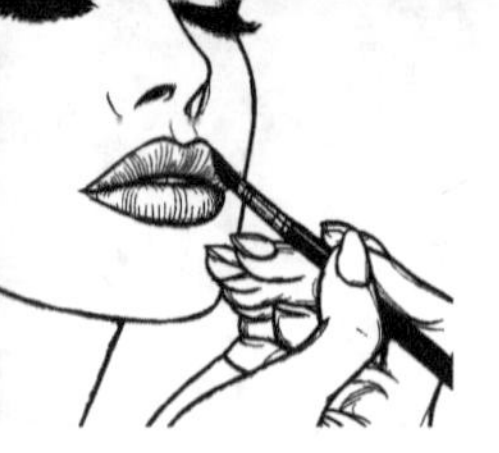

10

Usa Sombra de Ojos en Crema.

El acabado brillante y duradero de las sombras de ojos en crema las hizo populares. Para obtener un aspecto más difuminado y natural, aplícalas con los dedos.

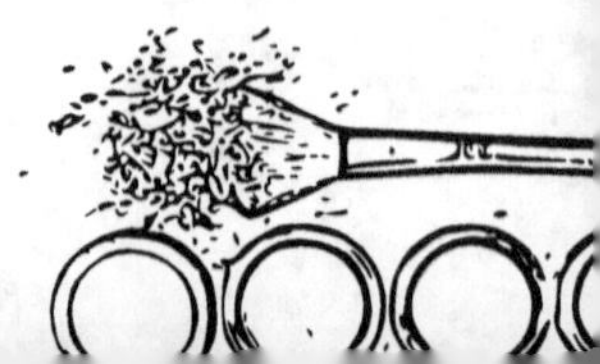

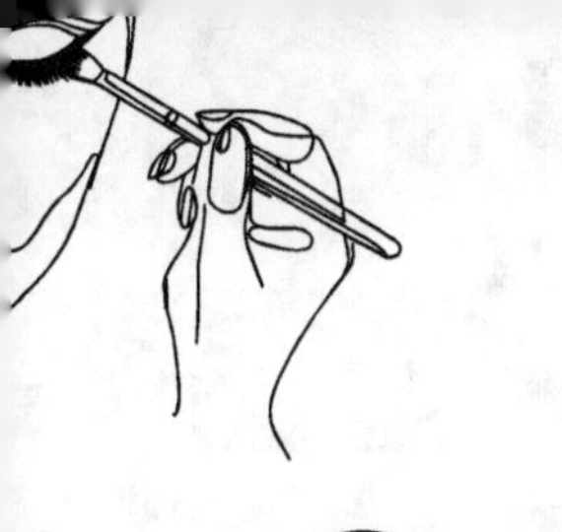

11

Define el Contorno de los Ojos.

Para que tus ojos se vean más brillantes y grandes, usa un lápiz de ojos blanco en la línea de agua inferior.

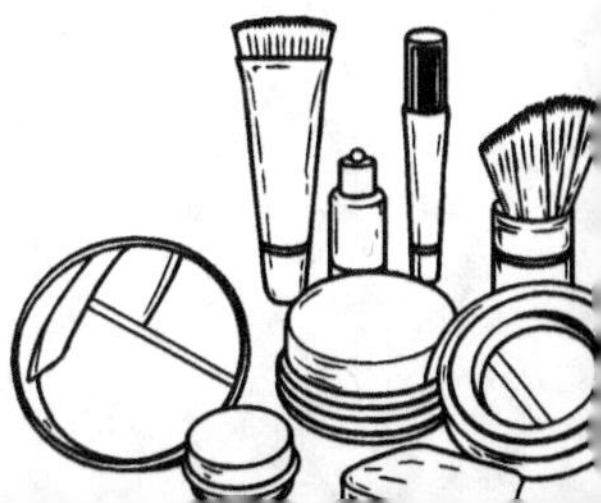

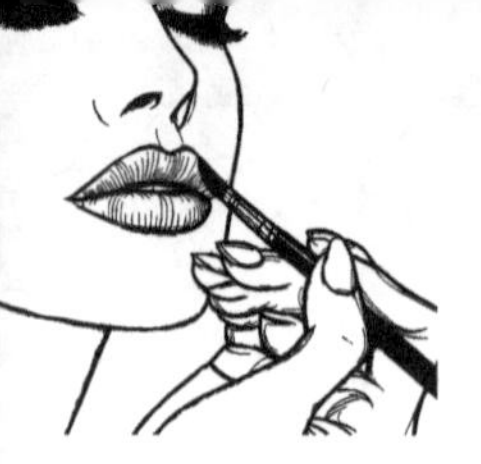

12

Aplica Iluminador.

Un toque de iluminador en los pómulos, el puente de la nariz y el arco de cupido pueden modernizar el aspecto, aunque no se usaba tanto como hoy.

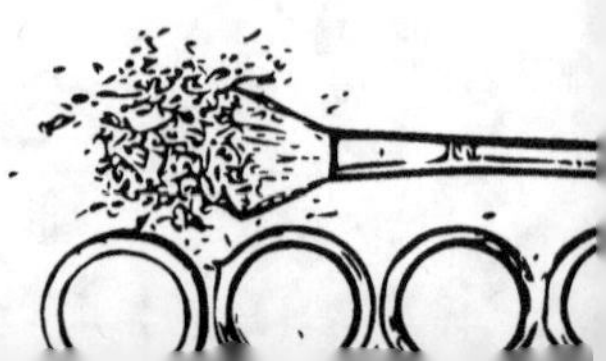

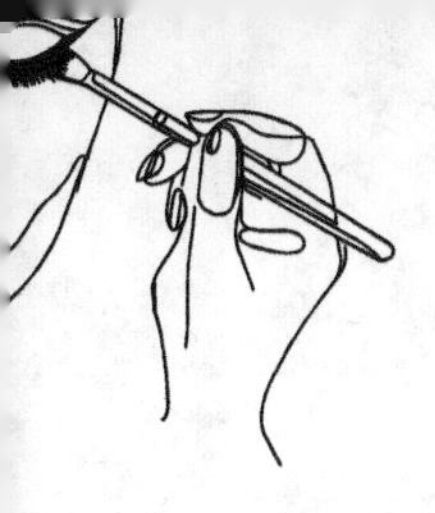

13

Use Colorete en Tonos Durazno.

———◇———

Las mejillas brillaban saludablemente con el colorete durazno o rosado. Aplica en las mejillas de las manzanas antes de difuminar hacia las sienes.

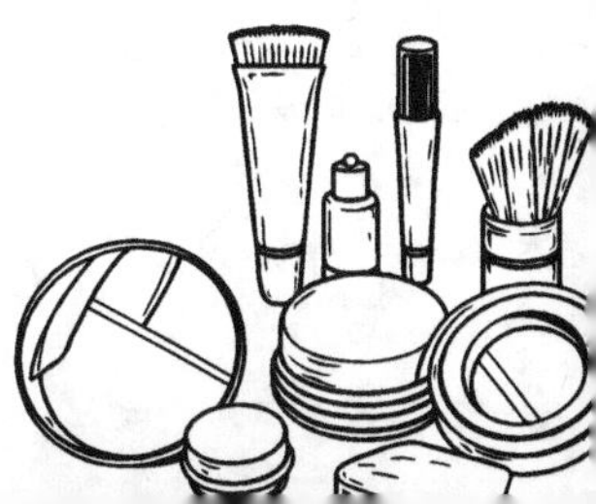

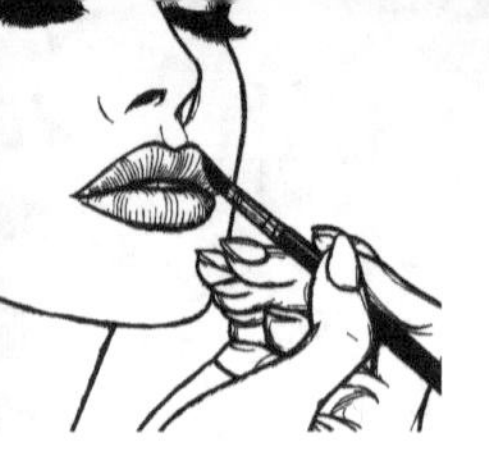

14

Para el día, Labios nude.

Opta por labiales rosados, melocotón o nude para un look de día. El estilo natural de los años 70 se complementaba con estos tonos.

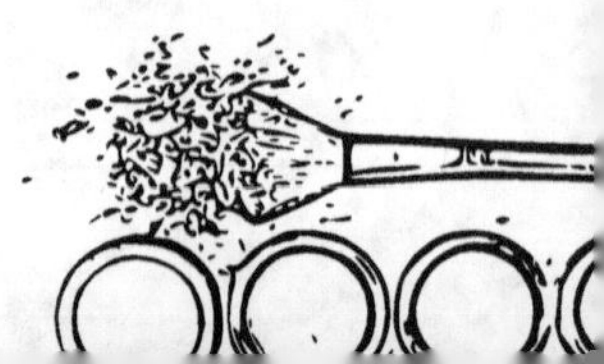

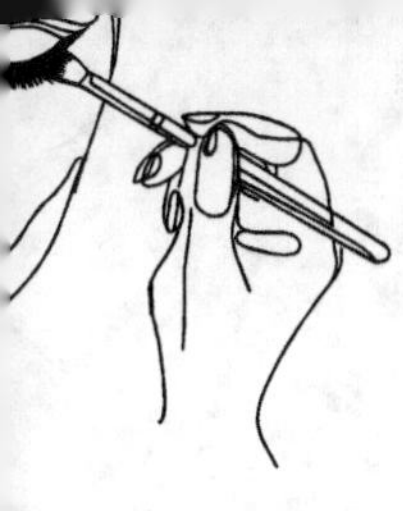

15

Para la Noche, Labios Oscuros

Se empleaban tonos más oscuros, como el burdeos y el rojo, para la noche. Para una precisión adicional, utilice un pincel para aplicar el labial.

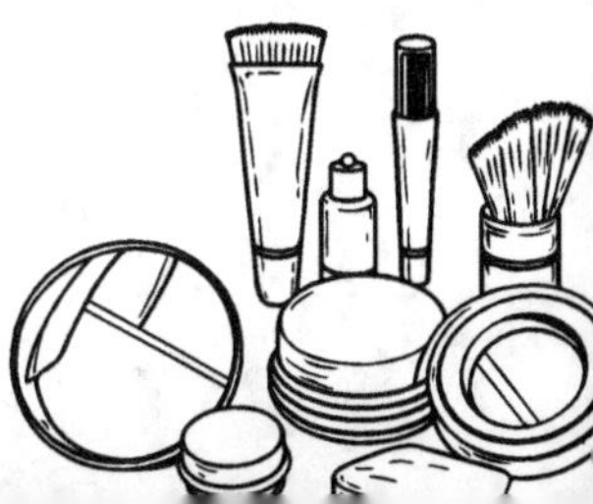

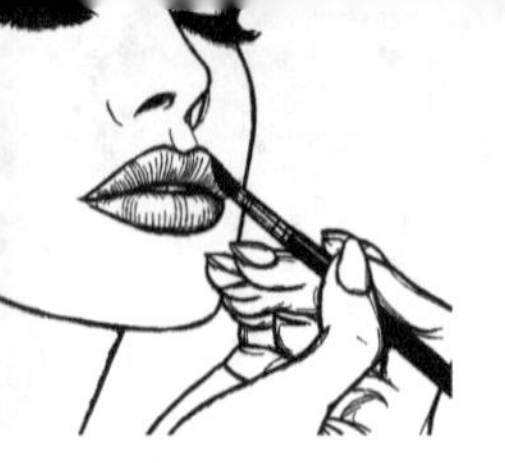

16

Añade Gloss
a tus Labios.

Para dar un acabado brillante a los labios, era muy común usar un gloss transparente o con un toque de color.

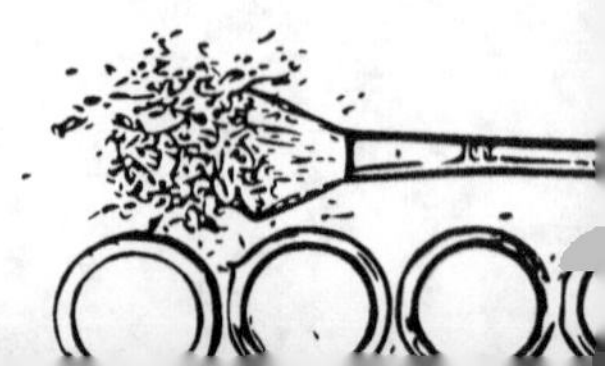

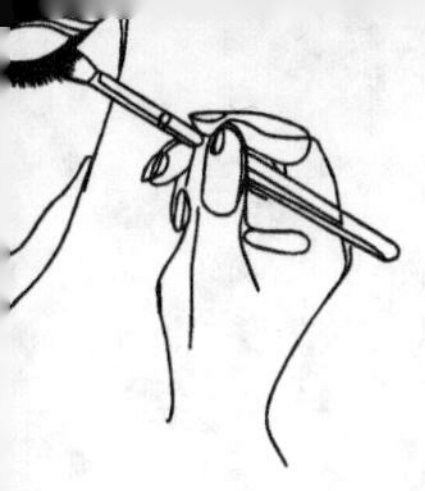

17

Usa Delineador de Labios.

Para definir su forma y evitar que el color se corra, delinea tus labios antes de usar el labial.

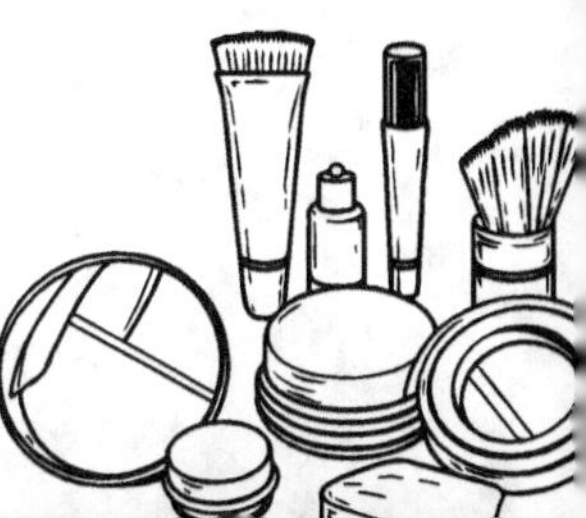

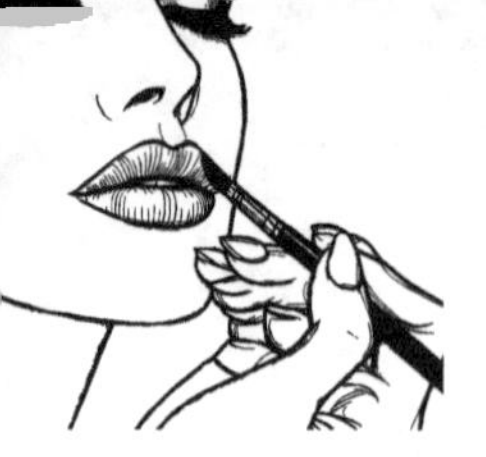

18

Experimenta con Sombras de Ojos Pastel.

Los tonos pastel, en particular el azul

y el verde, eran muy populares. Para

un look diurno fresco y juvenil, úsalas.

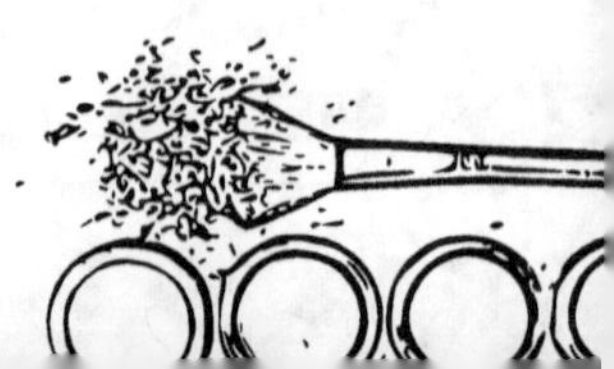

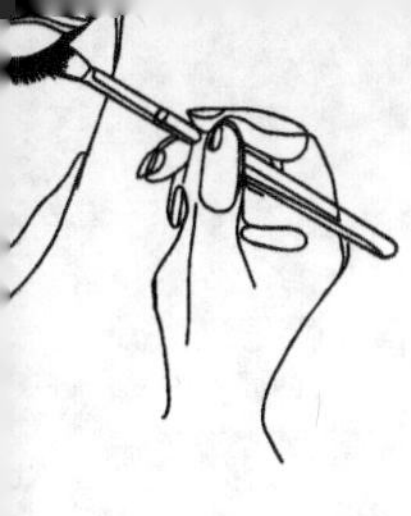

19

Acentúa tus Pestañas Inferiores.

Para un aspecto más definido y completo, también aplica máscara de pestañas en las pestañas inferiores.

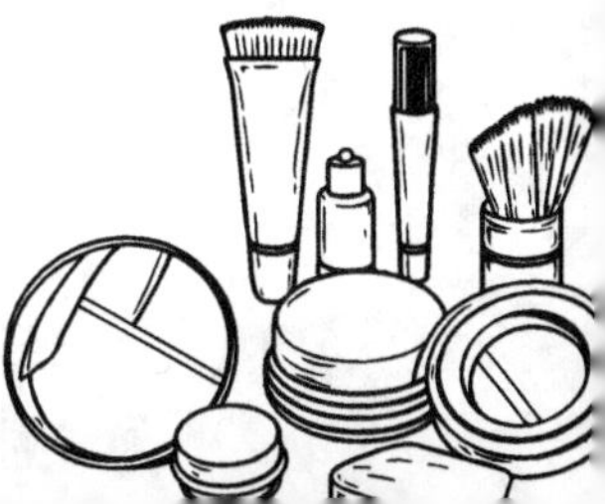

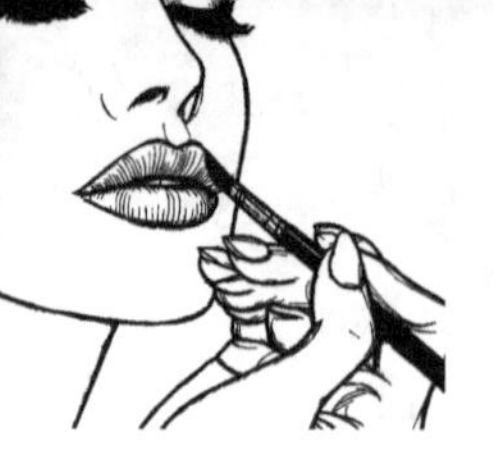

20

Usa Lápiz de Cejas.

Para un acabado natural, si necesitas rellenar tus cejas, usa un lápiz de cejas del mismo color que tu cabello.

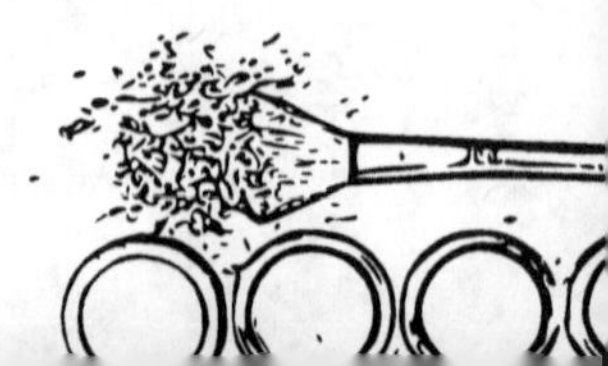

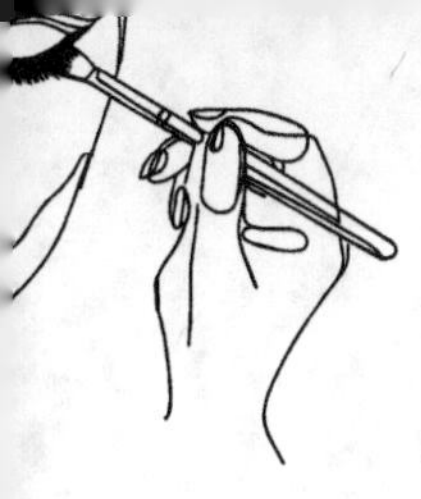

21
Define tu Línea de Agua Superior.

Delinear la línea de agua superior con un lápiz negro puede intensificar tu mirada y hacer que tus pestañas se vean más densas.

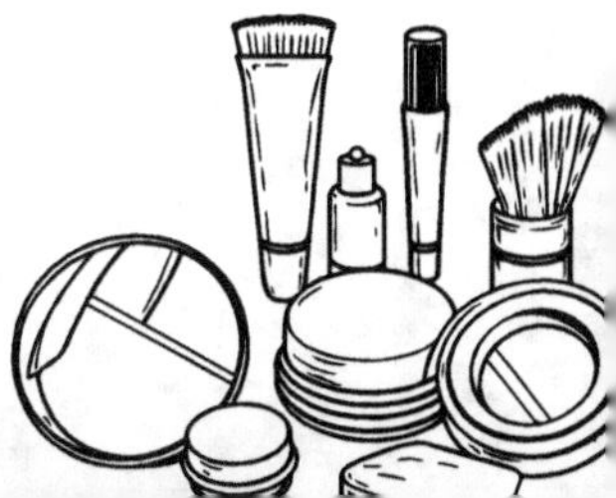

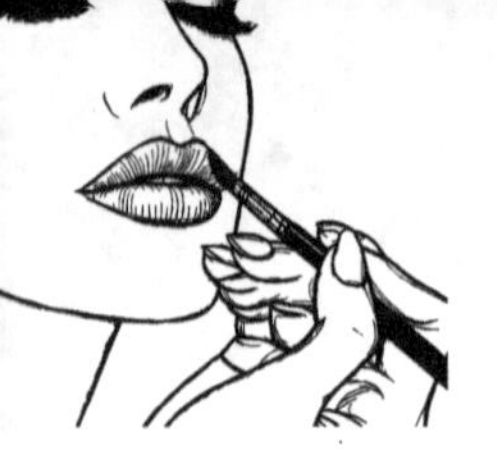

22

Difumina Bien las Sombras.

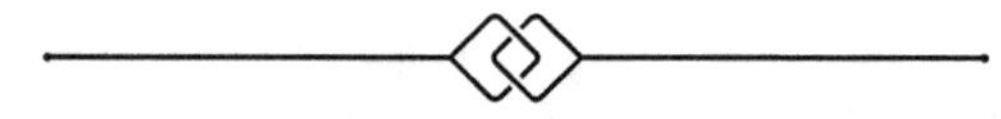

Para evitar líneas duras y obtener un aspecto más suave y natural, asegúrese de difuminar bien las sombras de ojos.

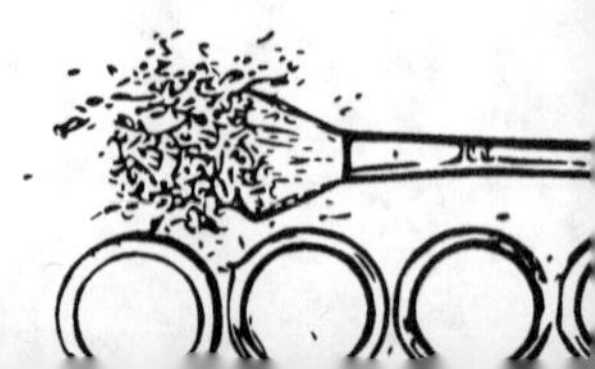

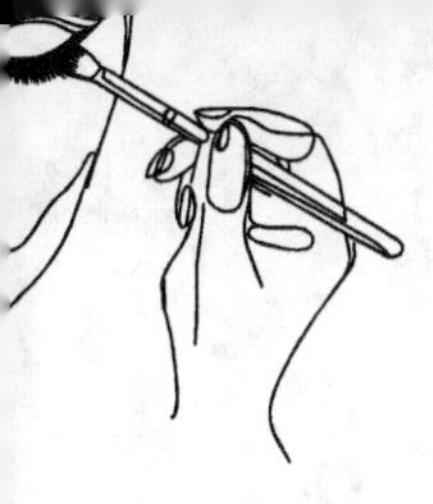

23

Usa Rubor en Crema.

El colorete en crema puede dar un acabado más natural y luminoso a las mejillas. Aplícalo con los dedos y difumínalo bien.

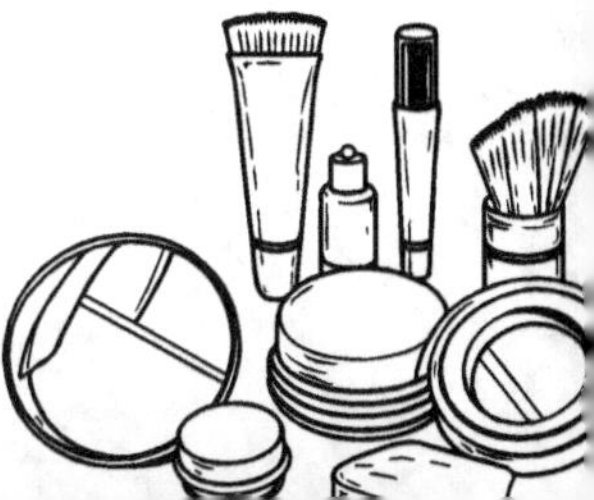

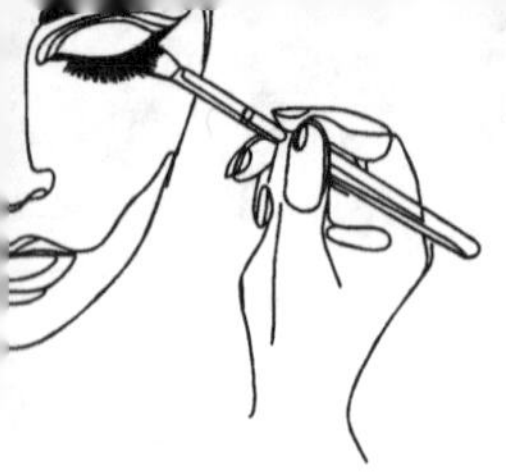

24

Ilumina
el Lagrimal.

Aplica una sombra clara o iluminador en el lagrimal para abrir la mirada y darle un toque de luminosidad.

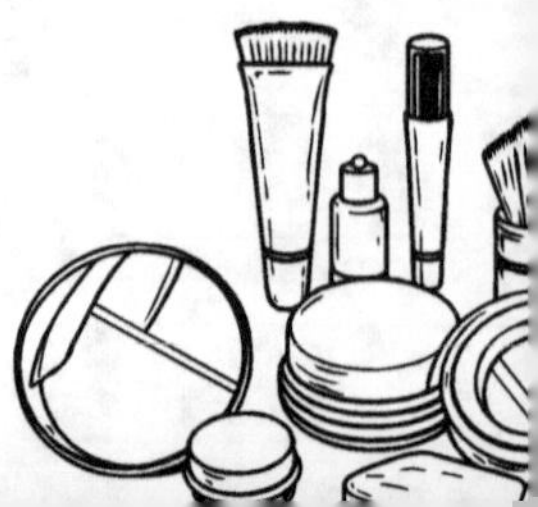

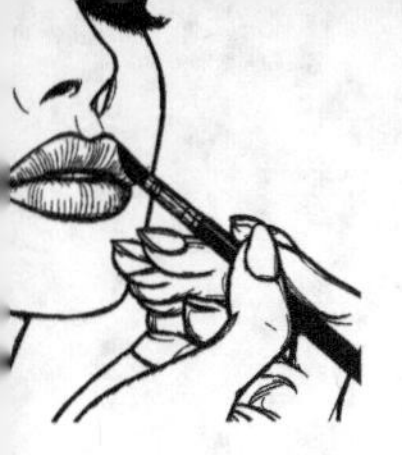

25

Usa Productos
a Prueba de Agua.

Para un look duradero, especialmente en climas cálidos o húmedos, opta por productos a prueba de agua como el delineador y la máscara de pestañas.

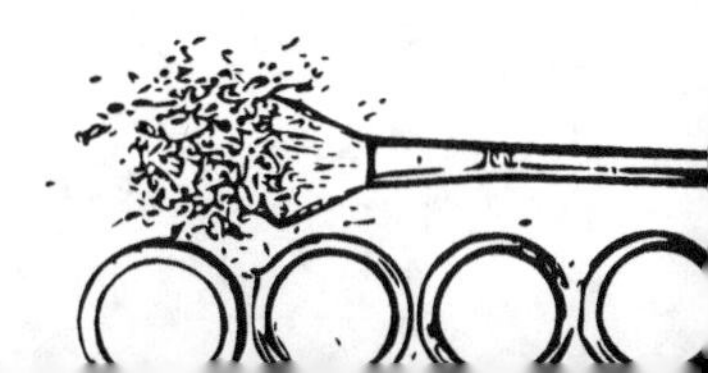

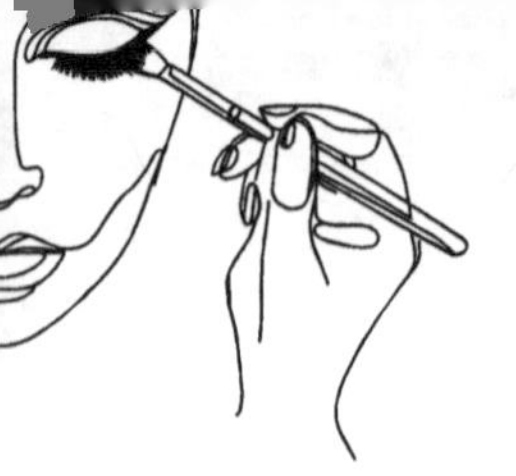

26
Cuidado con los Productos en Polvo.

Para mantener el acabado natural y luminoso, evita aplicar demasiados polvos para sellar el maquillaje.

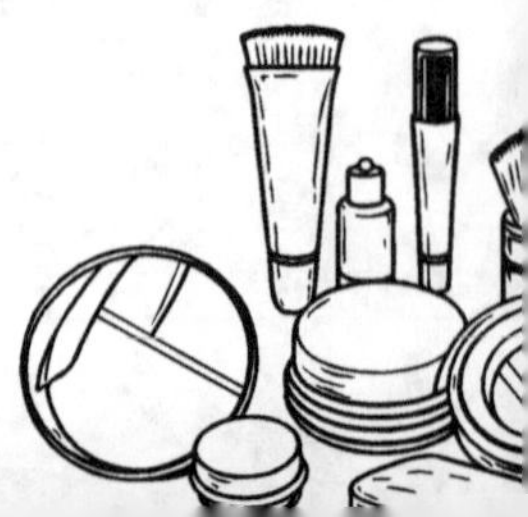

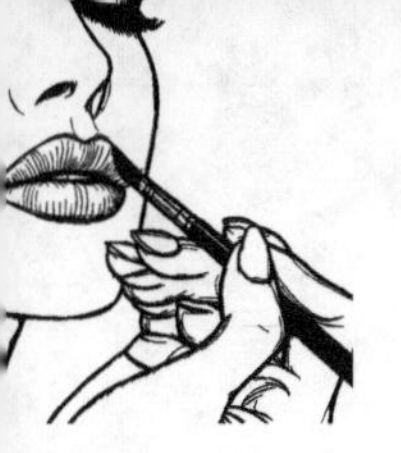

27

Experimenta con Pestañas Postizas.

Para los looks de noche, las pestañas postizas eran muy populares. Para agregar un toque impactante a tu maquillaje, usalas.

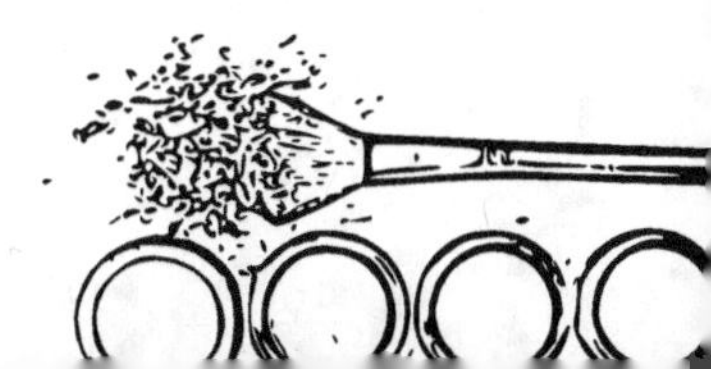

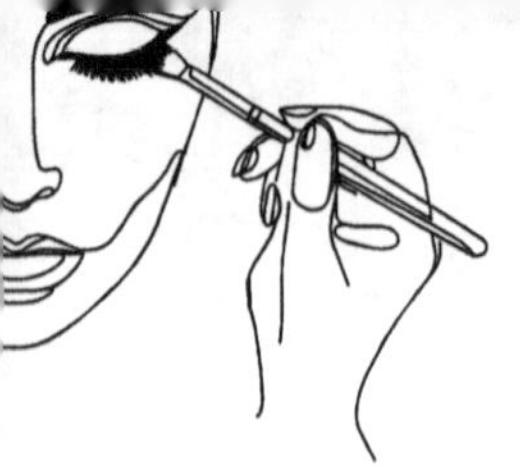

28

Usa Delineador en Gel.

El delineador en gel permite un delineado más preciso y definido porque es más fácil de aplicar y manejar que el líquido.

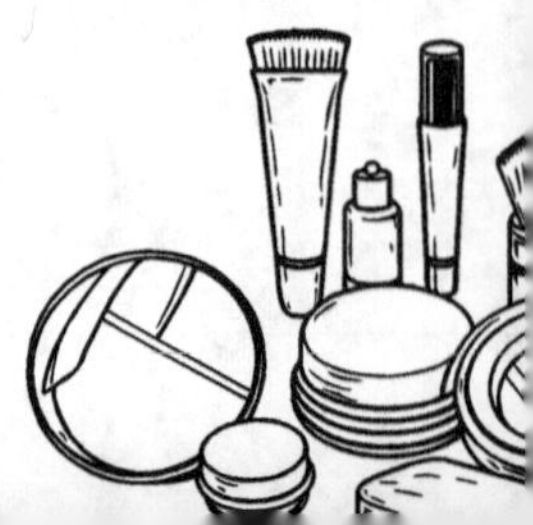

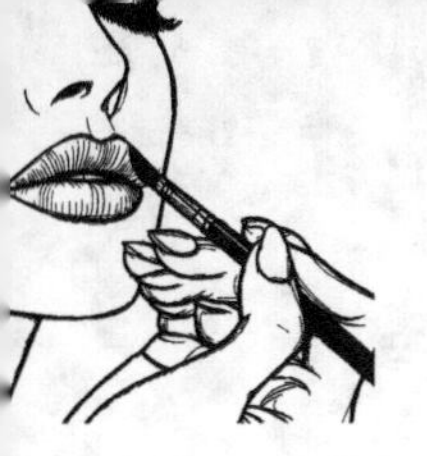

29

Aplica Sombra en el Párpado Inferior.

Para los looks de noche, las pestañas postizas eran muy populares. Para agregar un toque impactante a tu maquillaje, usalas.

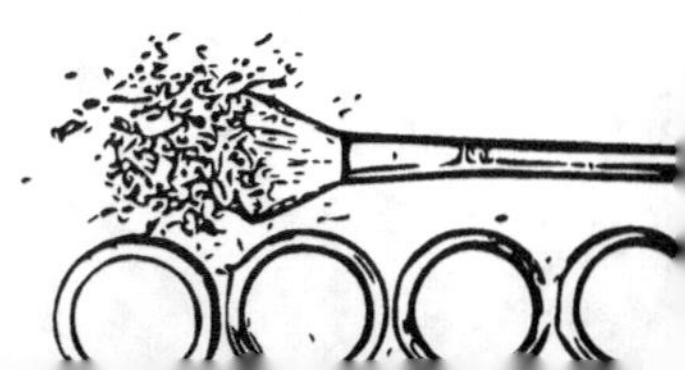

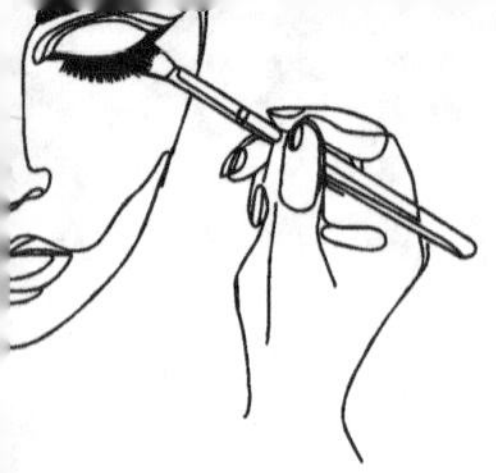

30

Usa Brochas Adecuadas.

Para cada producto, seleccione las brochas adecuadas: brochas grandes para polvos, brochas medianas para rubor y brochas pequeñas para sombras de ojos.

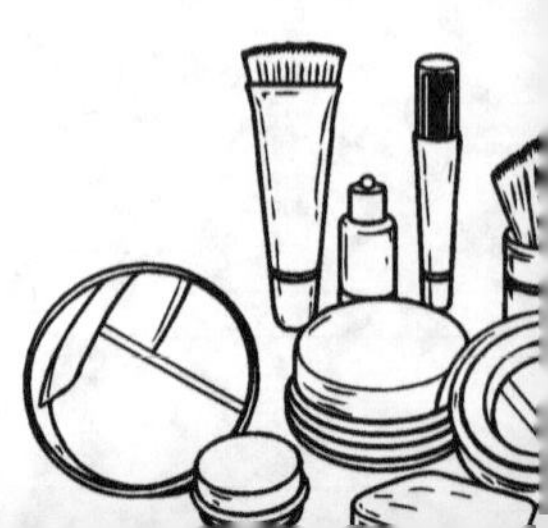

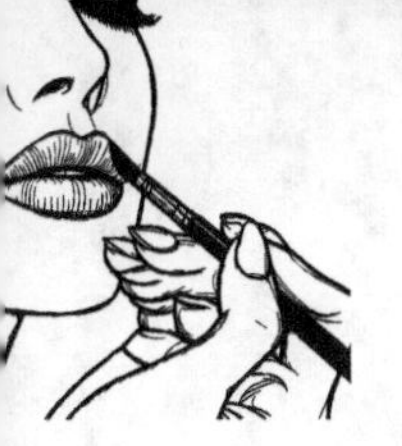

31

Experimenta con Colores Vibrantes.

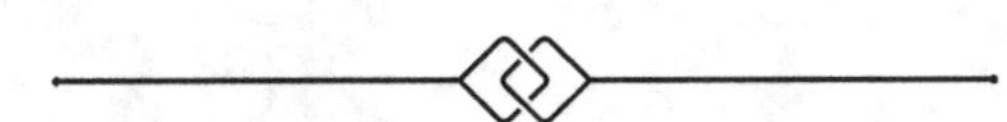

No tengas miedo de usar delineadores y sombras de ojos con colores vibrantes. En cuanto al maquillaje, los años 70 fueron una época de audacia y experimentación.

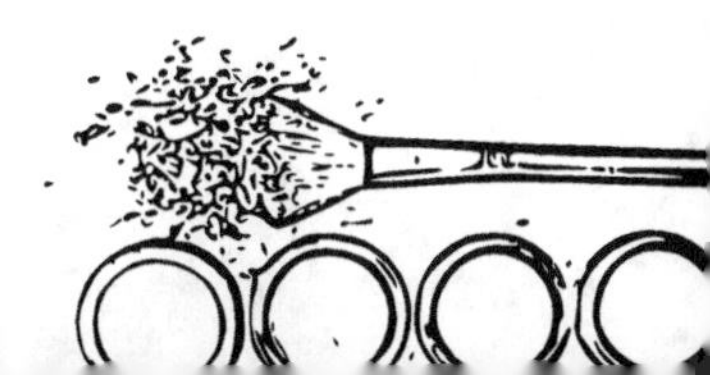

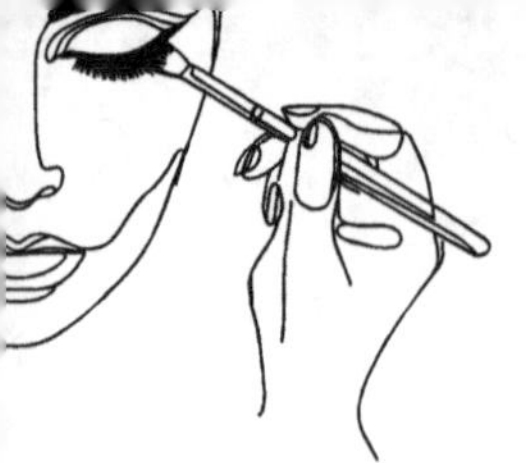

32

Crea un Look
de Noche Dramático.

Para la noche utiliza sombras más oscuras y metálicas, así como un delineado más grueso y definido .

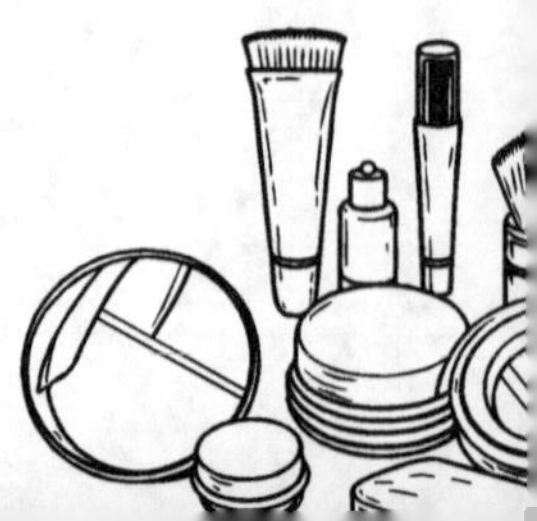

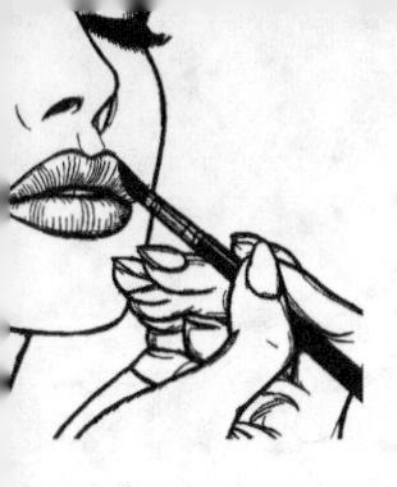

33

Añade un Toque de Glitter.

El glitter era popular en la cultura disco. Añade un poco a tus párpados para un look de fiesta.

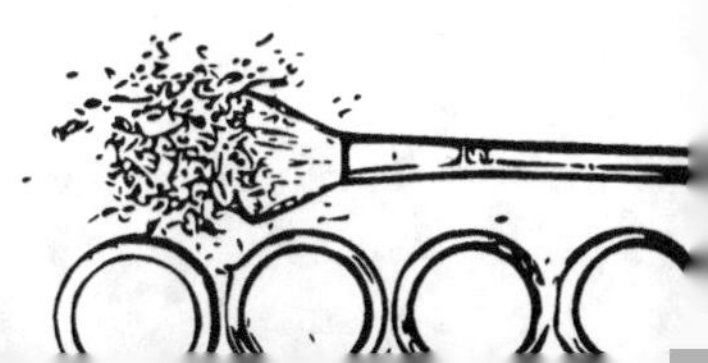

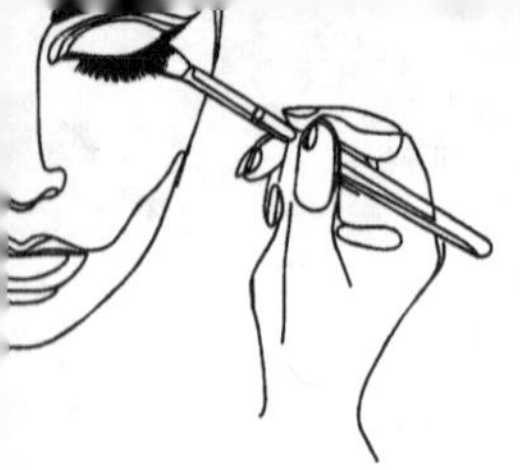

34

Usa Corrector para Iluminar.

Para iluminar la mirada y corregir cualquier signo de cansancio, aplica corrector debajo de los ojos.

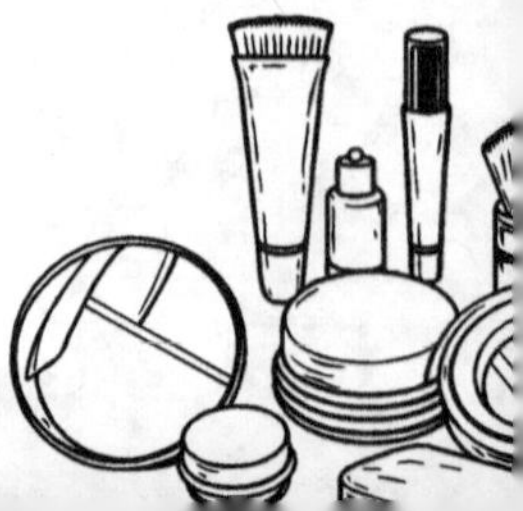

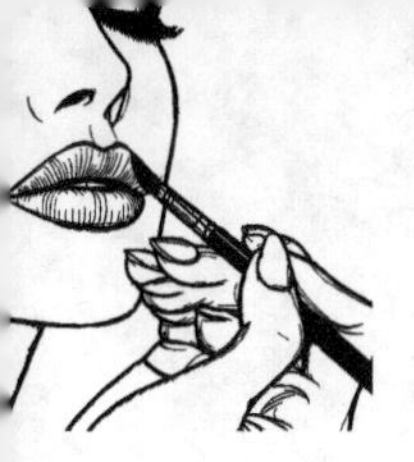

35

Aplica Polvos Sueltos para Sellar.

Usa polvos sueltos para sellar tu maquillaje y controlar el brillo, especialmente en la zona T (frente, nariz y barbilla).

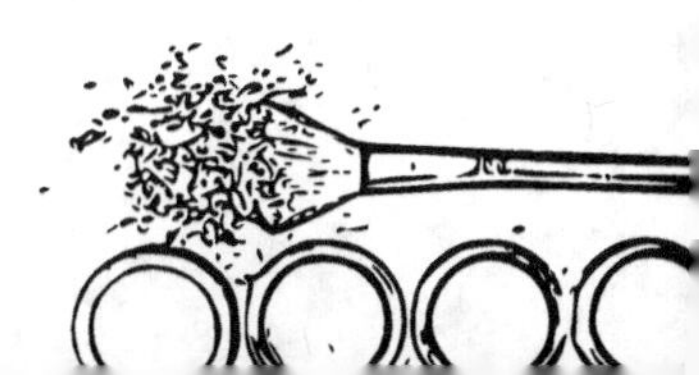

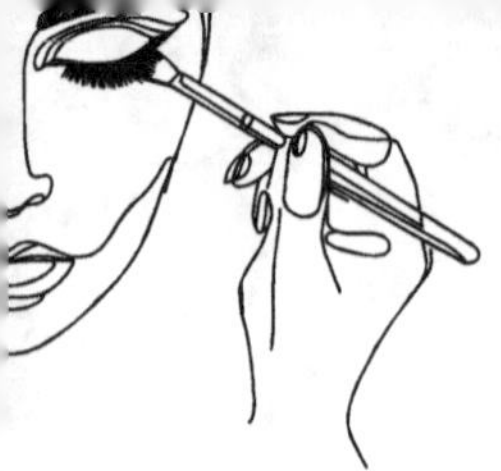

36

Utiliza Sombras en Tonos Tierra.

Usa sombras en tonos tierra, como beiges y marrones, para un look diurno natural.

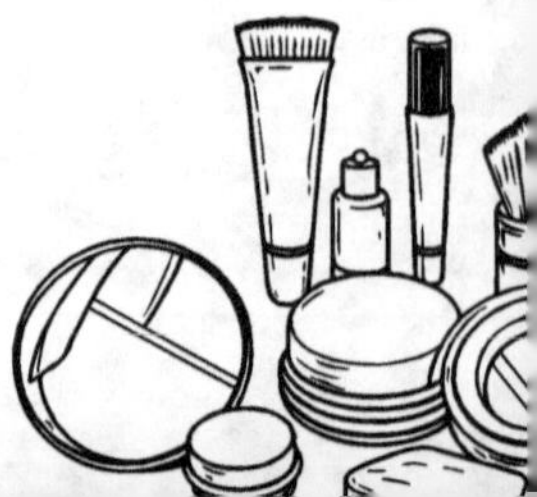

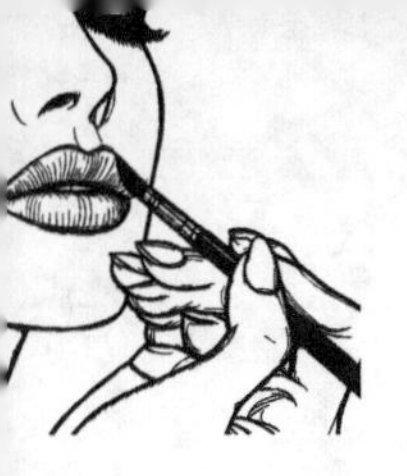

37

Añade Colorete en la Nariz.

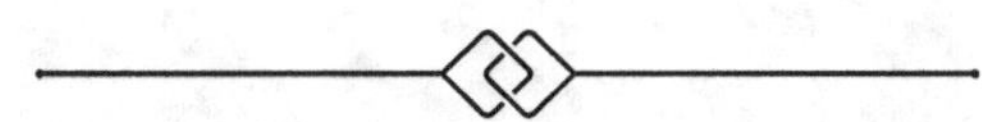

Aplica también colorete en la punta de la nariz para un aspecto más fresco y juvenil.

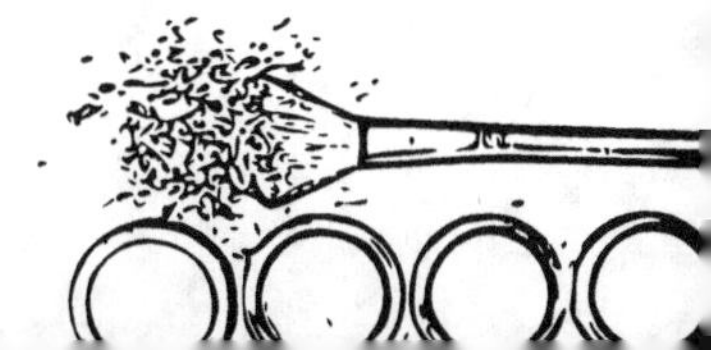

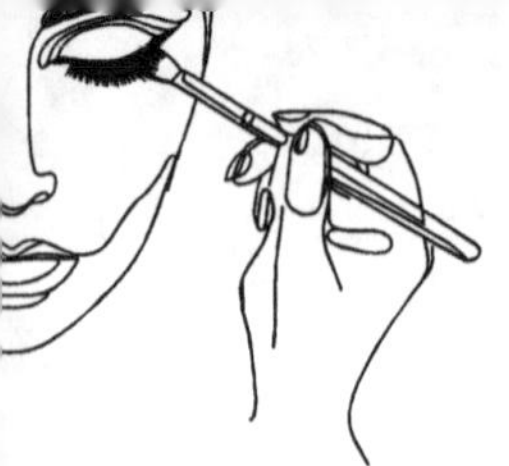

38

Usa Delineador Blanco en el Lagrimal.

---◇---

Tus ojos se verán más despiertos y grandes si dibujas el lagrimal con un lápiz blanco.

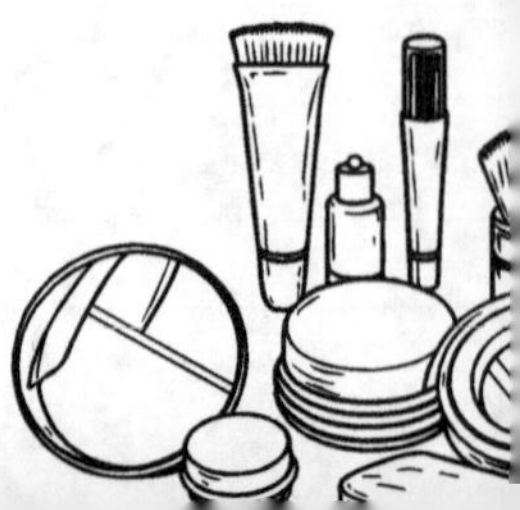

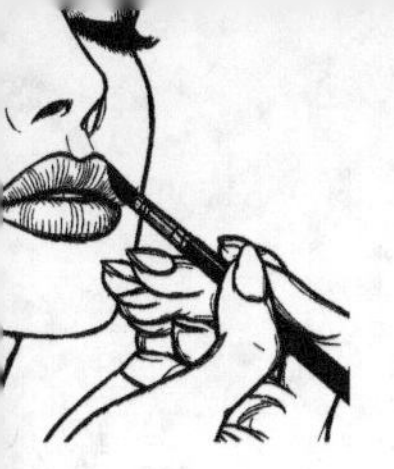

39

Difumina
el Delineador.

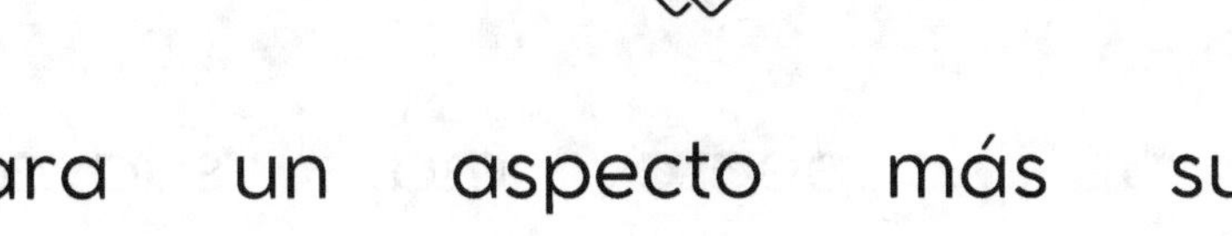

Para un aspecto más suave, disminuye el delineador en los párpados superior e inferior.

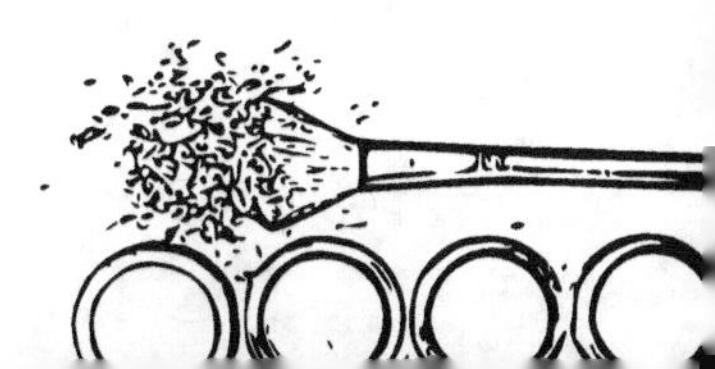

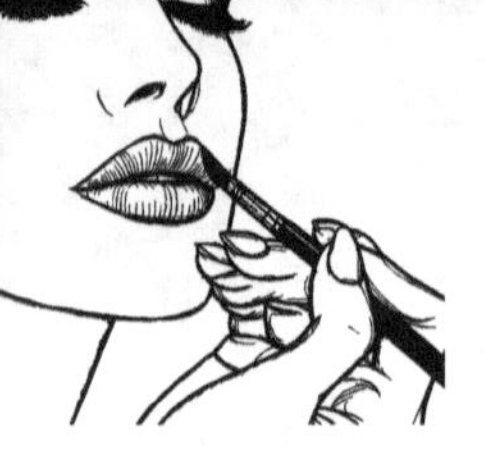

39

Difumina
el Delineador.

Para un aspecto más suave, disminuye el delineador en los párpados superior e inferior.

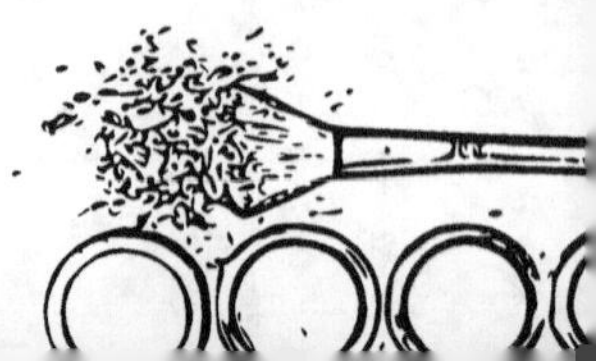

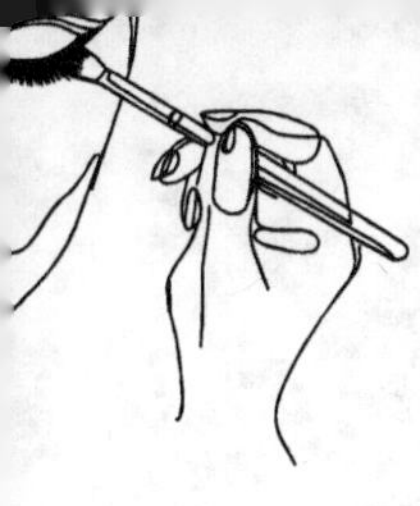

40

Aplica Máscara de Pestañas Marrón.

Si prefieres un look más natural, usa máscara de pestañas marrón en lugar de negra.

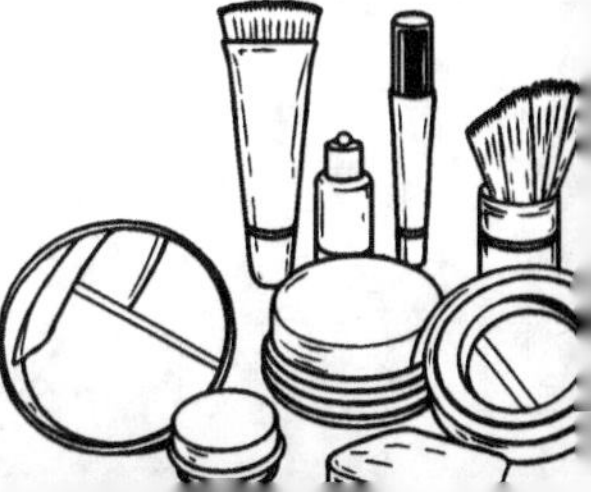

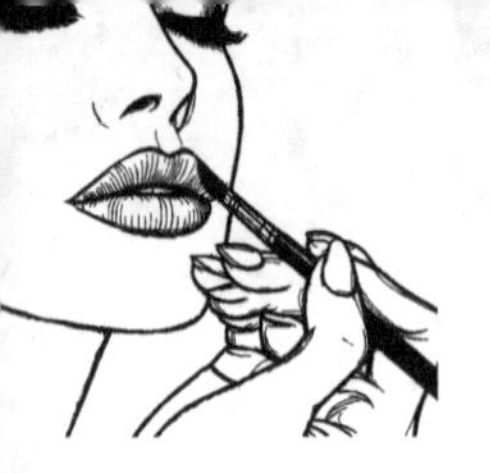

41

Usa Base en Crema.

Para un aspecto más suave, disminuye el delineador en los párpados superior e inferior.

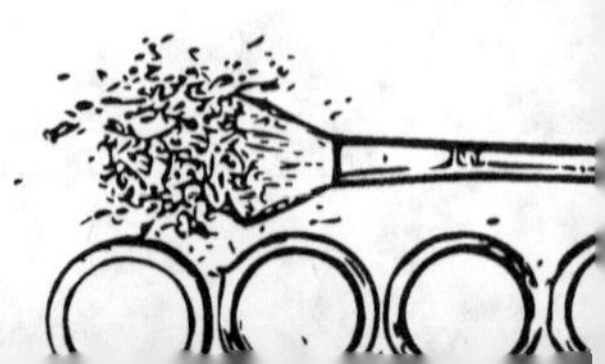

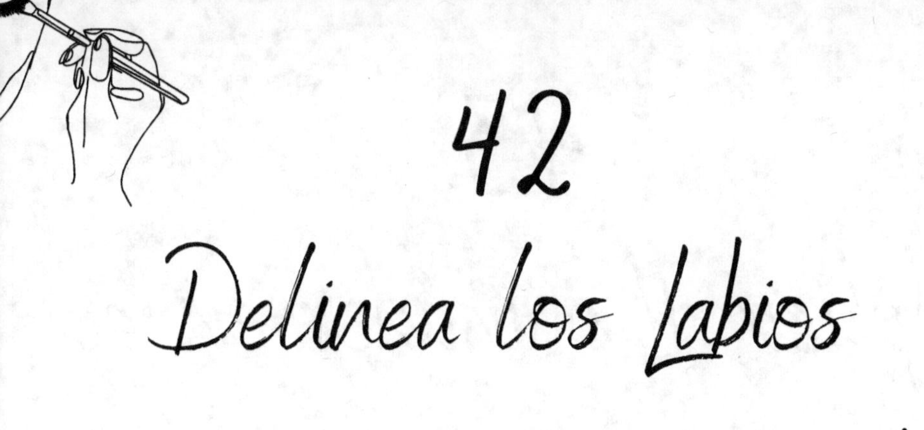

42

Delinea los Labios con un Tono Natural.

Use un delineador de labios en un tono parecido a los de tus labios para un aspecto natural.

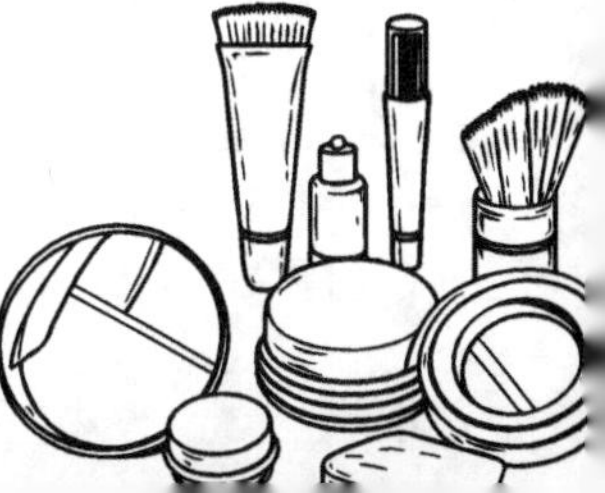

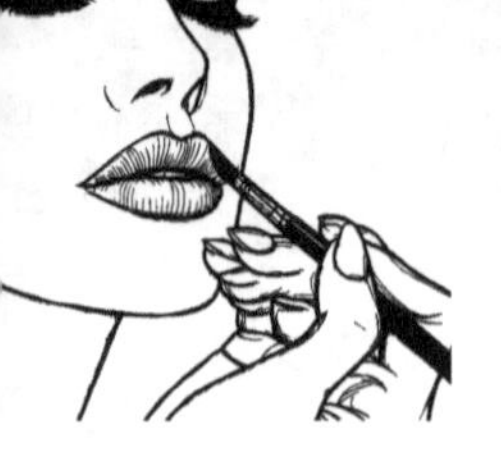

Aplica Iluminador en el Arco de Cupido.

Tus labios se verán más voluminosos y definidos si agregas un toque de iluminador al arco de cupido. Esto dará al look retro un toque moderno.

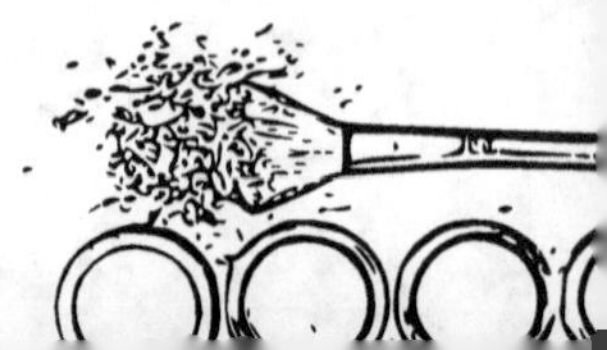

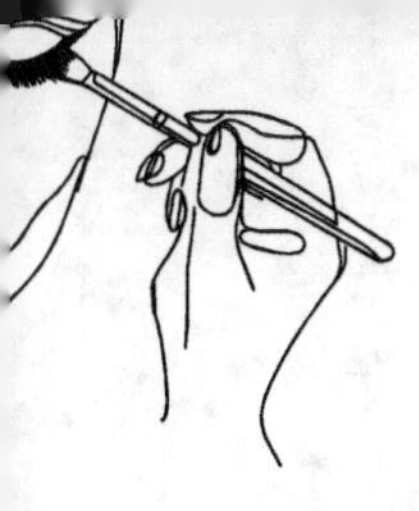

44

Usa Rubor en Tonos Bronce.

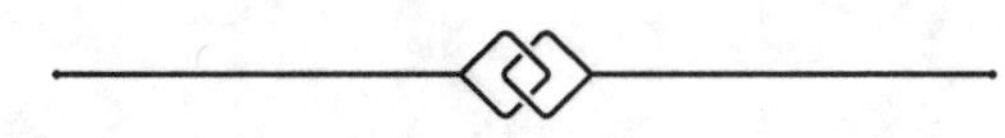

Los tonos bronce para el rubor eran populares para dar un efecto de bronceado saludable. Aplícalo en las manzanas de las mejillas y difumina hacia las sienes para un look natural.

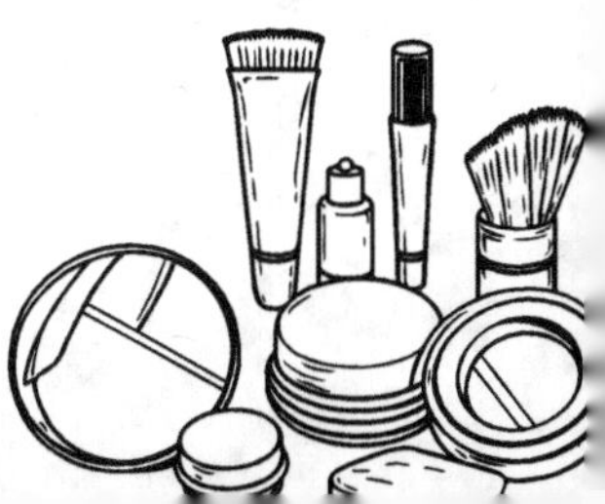

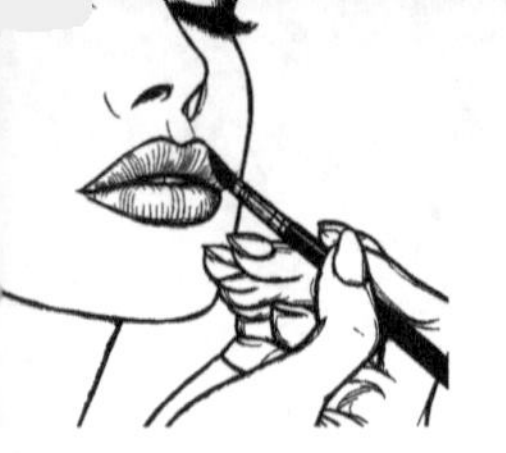

45

Experimenta con Pestañas Individuales.

---◇---

Prueba con pestañas individuales para un efecto más sutil y natural si las pestañas postizas completas te parecen demasiado grandes. Para abrir la mirada, colócalas en las esquinas externas.

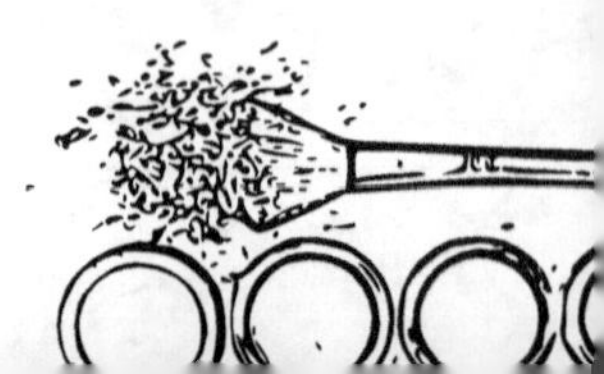

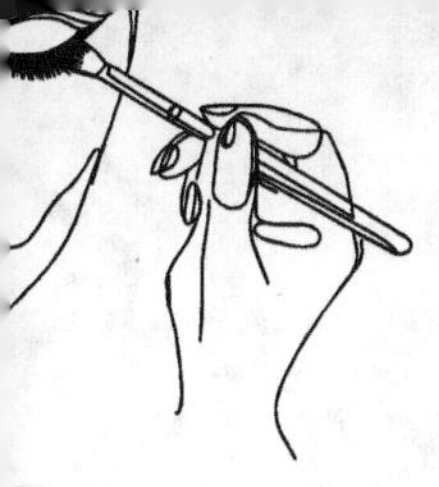

46

Aplica la máscara de pestañas en varias capas.

Deje secar cada capa antes de aplicar la siguiente capa de la máscara de pestañas. Esto aumentará la longitud y el volumen sin apelmazar las pestañas.

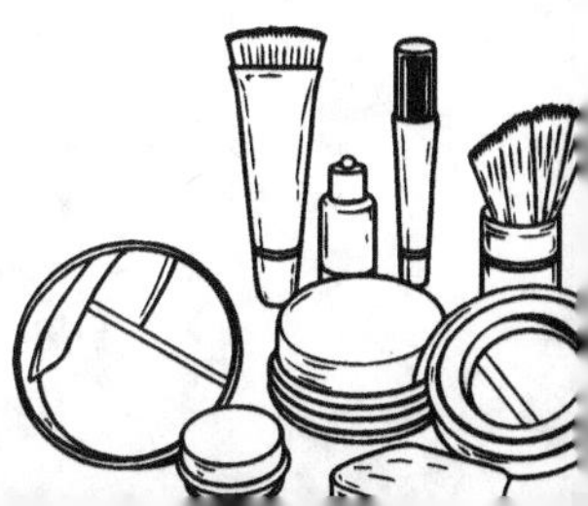

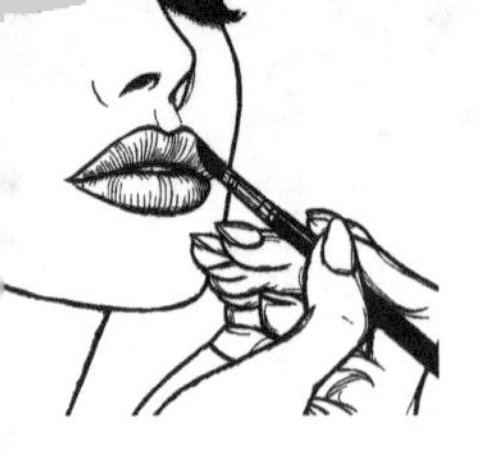

47

Usa Sombra de Ojos en Polvo para Fijar.

Para fijar y prolongar la duración del color, después de aplicar sombras de ojos en crema, usa una sombra en polvo del mismo tono.

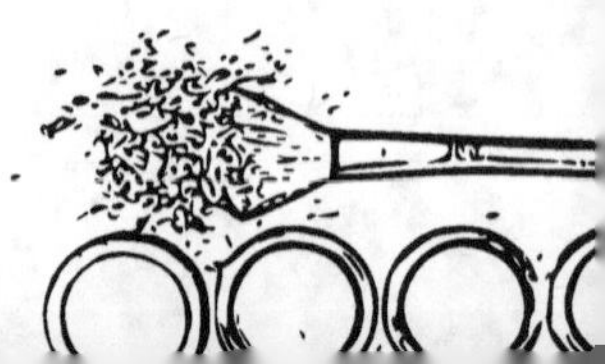

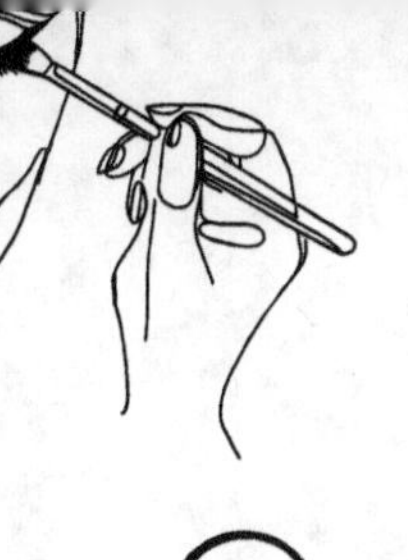

48

Delinea tus Ojos con un Toque de Color.

Para un look vibrante y genuino de los años 70, puedes probar delineadores de colores como el azul o el verde, además del delineador negro o marrón.

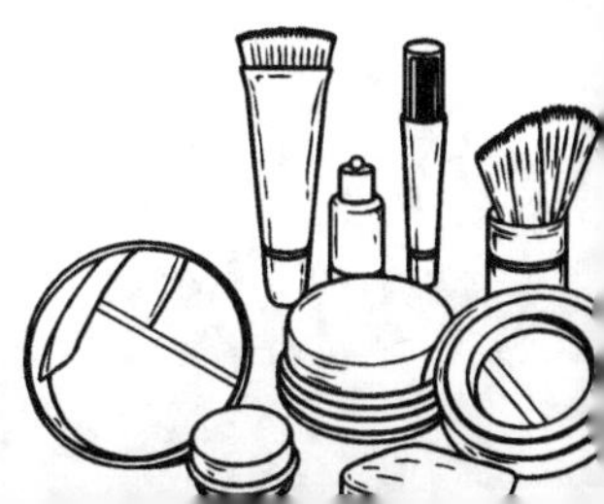

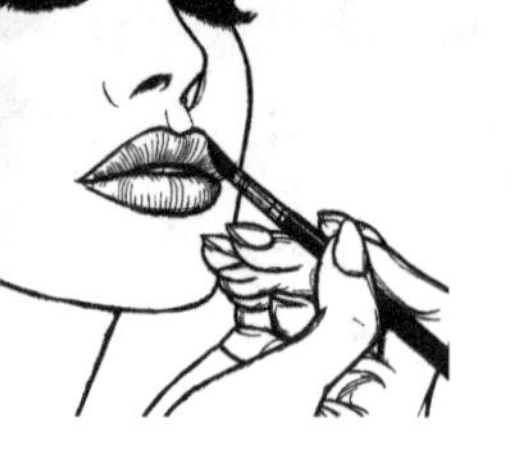

49

Aplica Sombra de Ojos con Brochas Planas.

Para aplicar sombras de ojos y obtener un acabado más uniforme y intenso, usa brochas planas. Esto es especialmente beneficioso para sombras brillantes y metálicas.

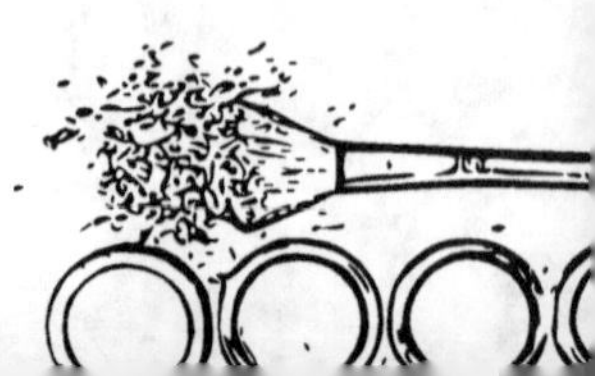

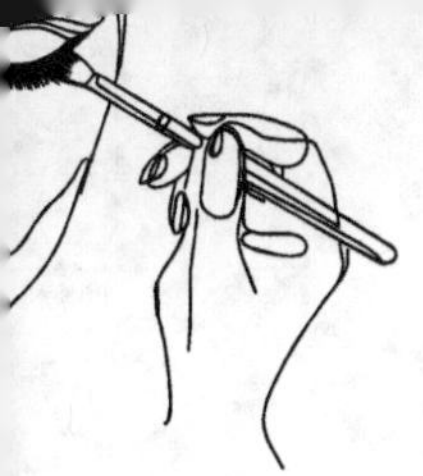

50

En las esquinas externas: usa pestañas postizas.

Para un aspecto más natural y sutil, solo use pestañas postizas en las esquinas externas de los ojos. Esto ayuda a abrir y levantar la mirada.

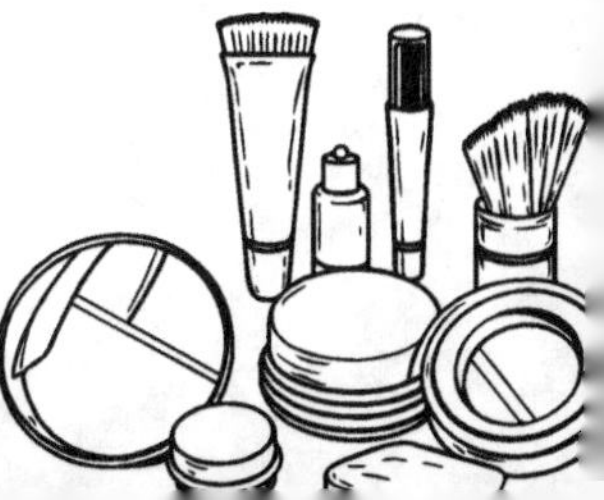

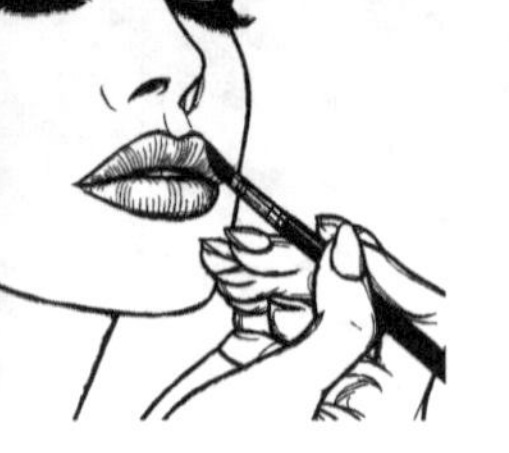

Define tus Pómulos con Contorno.

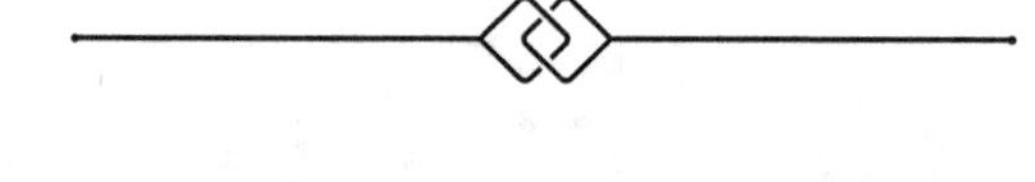

Para definir sutilmente tus pómulos y la estructura facial, puedes usar un contorno ligero, aunque no era tan popular en los años 70 como lo es hoy.

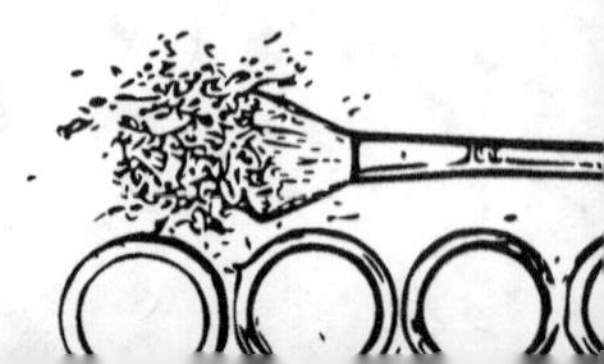

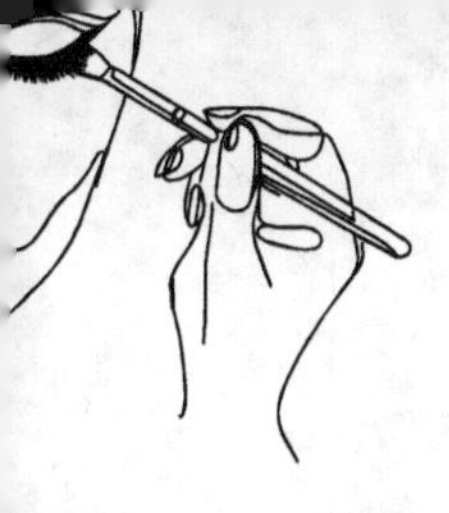

52

Opta por Sombras de Ojos Bicolor.

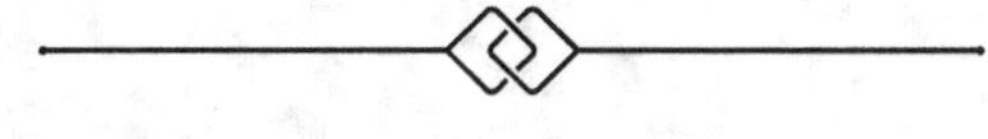

Para dar profundidad y dimensión a tus ojos, usa dos tonos de sombras de ojos: uno más claro en el párpado móvil y uno más oscuro en la cuenca.

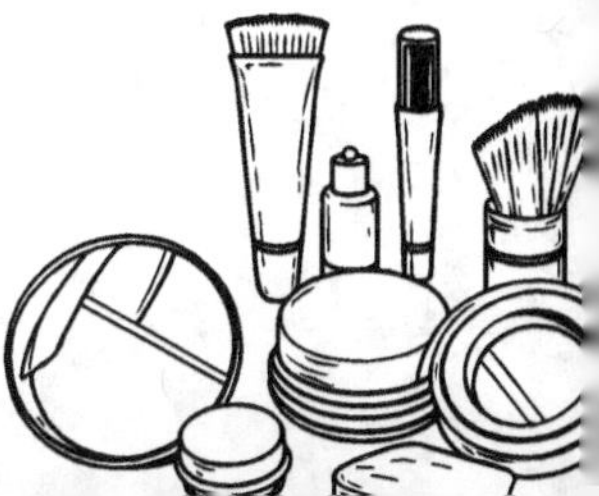

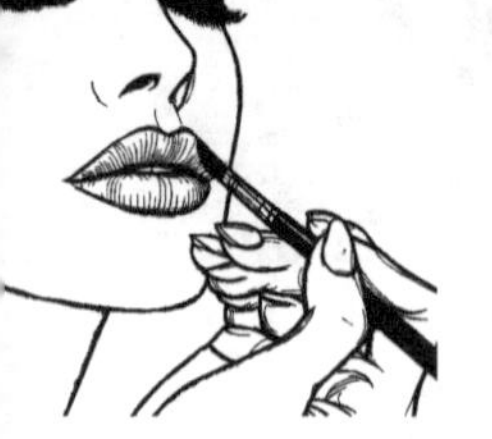

53

Complemente tus mejillas con rubor en crema.

El rubor en crema tiene un brillo más duradero y natural que el rubor en polvo. Para un acabado más orgánico y difuminado, aplícalo con los dedos.

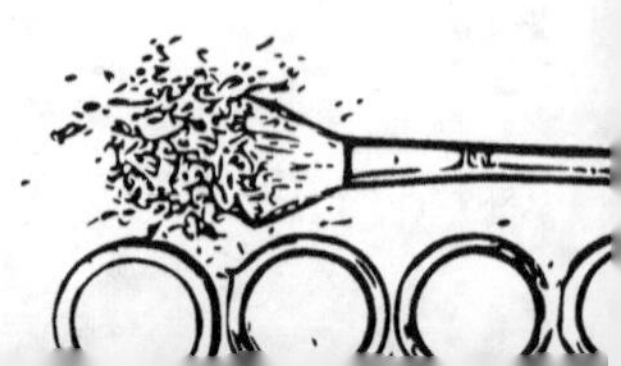

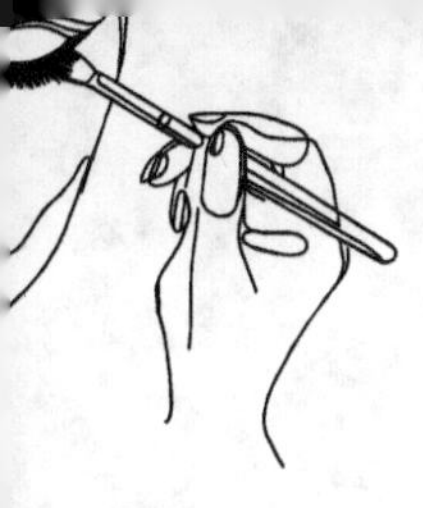

54

Usa Polvos Iluminadores.

Para obtener un brillo adicional y una apariencia más radiante, aplica polvos iluminadores en los puntos altos del rostro, como el arco de cupido, el puente de la nariz y los pómulos.

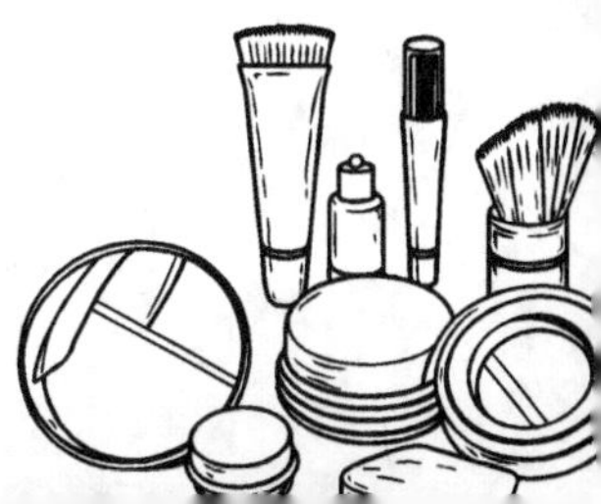

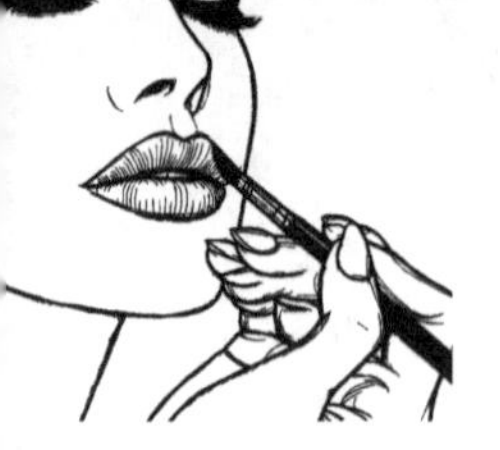

55

Experimenta con Colores Brillantes en los Labios.

Opta por colores de labios audaces y brillantes, como el fucsia o el rojo cereza, para un look nocturno. Al estilo retro se le puede agregar un toque moderno con estos colores.

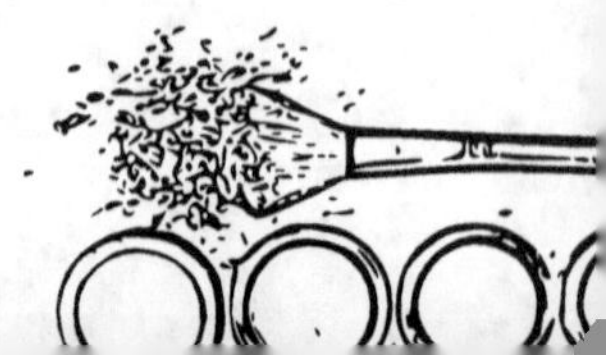

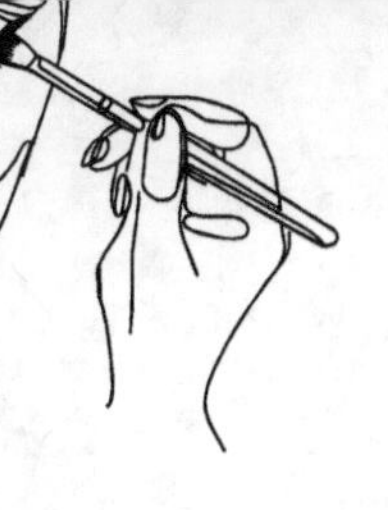

56

Aplica Delineador Líquido para Precisión.

Para obtener un delineado preciso y definido, utilice un delineador líquido. Una característica del maquillaje de los años 70 era el delineador alado.

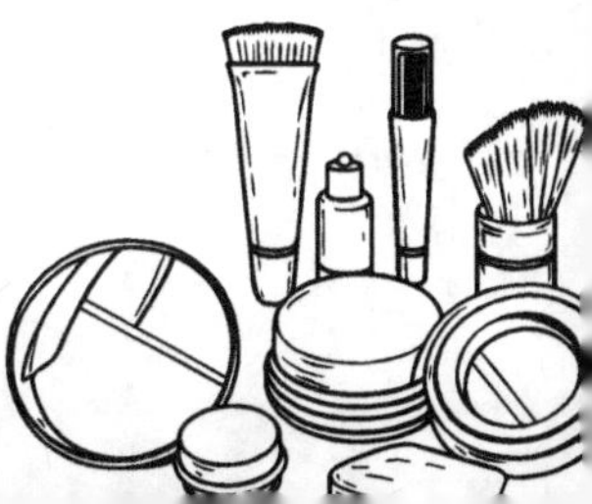

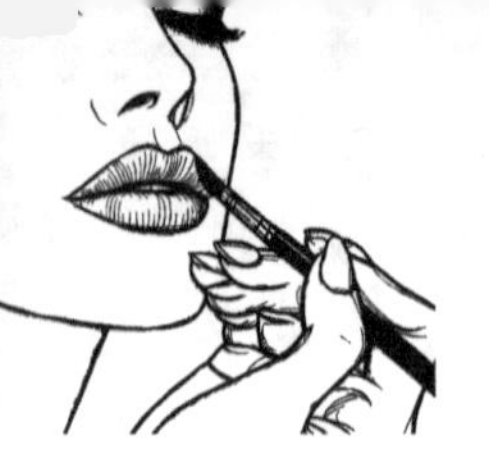

57

Usa Sombras de Ojos Brillantes.

En la cultura disco, las sombras de ojos con brillo eran una tendencia significativa. Para un look glamoroso en la noche, usa sombras brillantes en tonos metálicos.

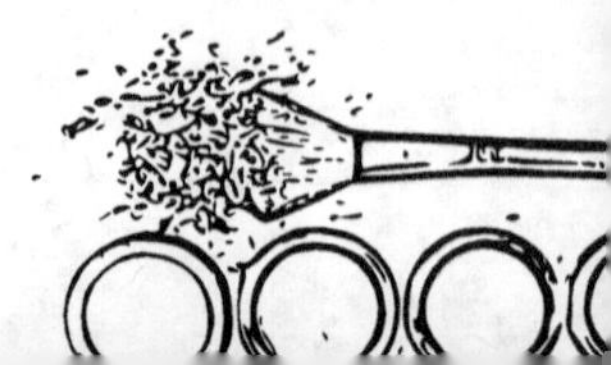

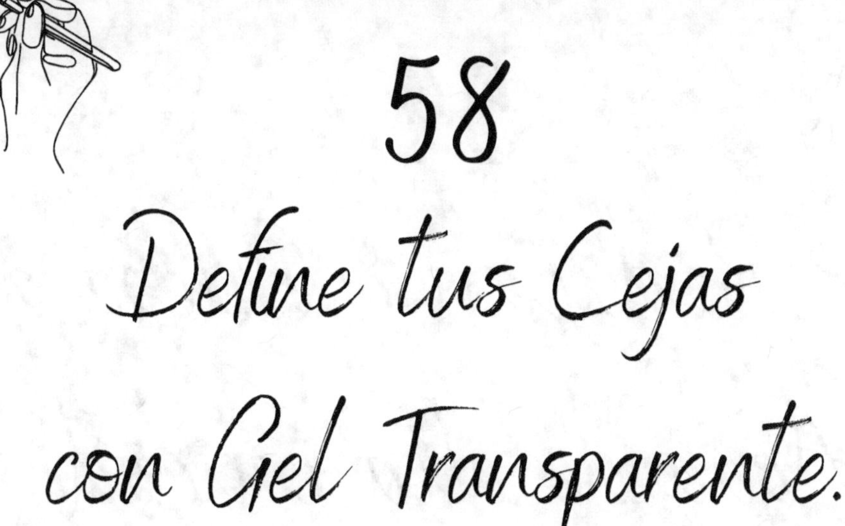

58

Define tus Cejas con Gel Transparente.

Para mantener las cejas en su lugar sin añadir color adicional, usa un gel transparente para cejas. Esto les dará un aspecto natural y bien arreglado.

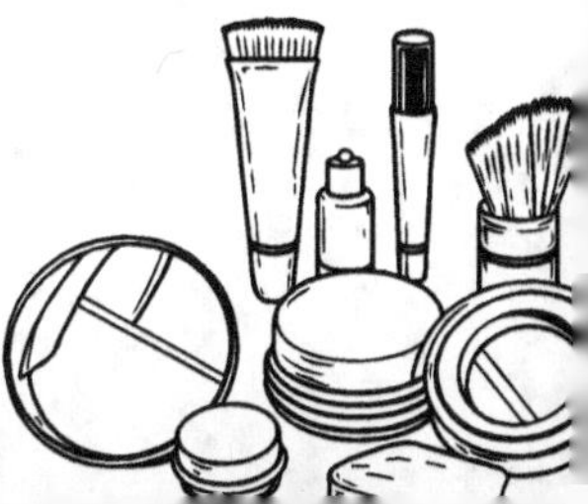

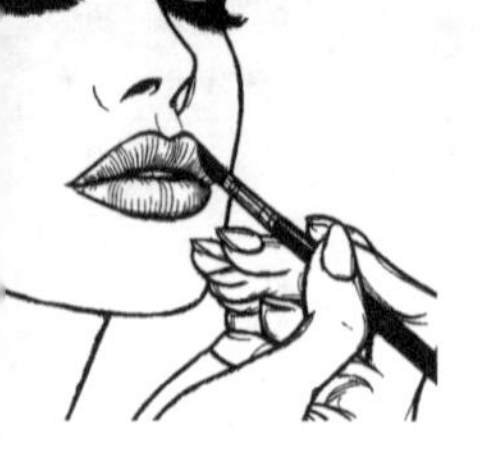

59

Usa Productos a Prueba de Agua de alta calidad.

Para que tu maquillaje dure toda la noche, sobre todo en los eventos, utiliza productos resistentes al agua, como la máscara de pestañas y el eyeliner.

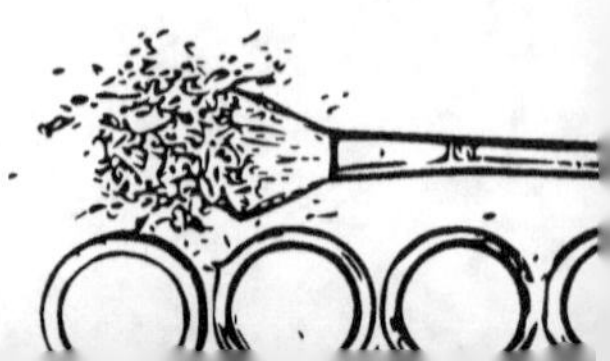

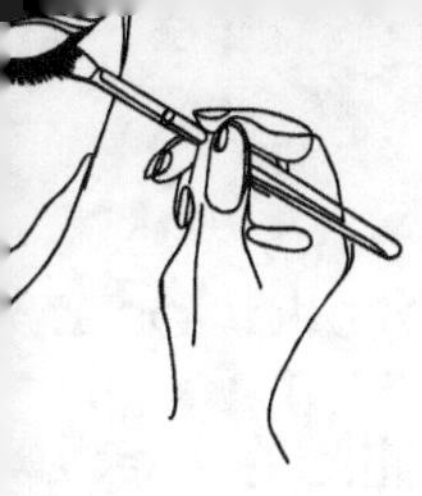

60

Mantenga la piel hidratada.

***

Mantener una piel bien hidratada es el paso más crucial para un maquillaje impecable. El maquillaje se aplica uniformemente y permanece fresco durante todo el día gracias a una buena hidratación.

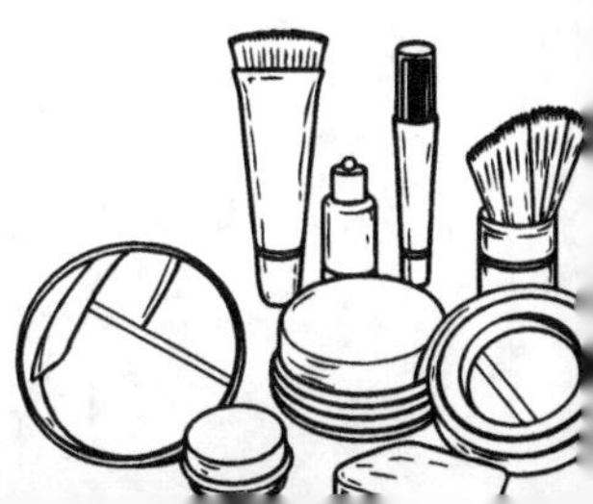

Después de seguir todos los consejos detallados sobre cómo recrear el icónico look de maquillaje de los 70, aquí tienes los cinco consejos principales que no puedes olvidar. Estos consejos resumen los elementos más importantes y eficaces para conseguir un look auténtico y deslumbrante inspirado en la década:

❖

5 Consejos Estrella

1. Uso de Sombras Metálicas y Brillantes.

- Consejo: Aplica sombras de ojos en tonos metálicos y brillantes, como azul, verde y dorado.

- Explicación: Las sombras metálicas eran icónicas en los años 70, especialmente en la cultura disco. Aplicar estos tonos en todo el párpado móvil y difuminarlos hacia arriba crea un look vibrante y llamativo que captura la esencia de la época

2. Delineador de Ojos Alado:

- Consejo: Utiliza delineador negro o marrón para crear un delineado grueso y alado.

- Explicación: El delineado alado era una característica distintiva del maquillaje de los años 70. Este estilo no solo define los ojos, sino que también les da un toque dramático y glamoroso. Usar un delineador líquido puede ayudar a lograr un trazo preciso y limpio.

3. Labios Brillantes:

- Consejo: Aplica gloss transparente o con un toque de color en los labios.

- Explicación: Los labios brillantes eran muy populares en los años 70. El uso de gloss da a los labios un acabado húmedo y fresco, ideal tanto para looks diurnos como nocturnos. Este estilo complementa perfectamente el maquillaje de ojos llamativo de la época.

4. Piel Bronceada y Natural:

- Consejo: Utiliza una base ligera y polvos bronceadores para lograr una apariencia de piel saludable y bronceada.

- Explicación: La piel bronceada y de aspecto natural era una tendencia clave en los años 70. Usar una base ligera permite que la piel se vea fresca y natural, mientras que los polvos bronceadores ayudan a acentuar un brillo saludable sin parecer excesivamente maquillada.

5. Máscara de Pestañas Voluminosa:

- Consejo: Aplica múltiples capas de máscara de pestañas para dar volumen y longitud.

- Explicación: Las pestañas largas y voluminosas eran esenciales para el look de los años 70. Aplicar varias capas de máscara de pestañas, preferiblemente en negro o marrón, realza los ojos y añade un toque dramático, especialmente cuando se combina con pestañas postizas para un efecto más impactante.

Conclusión

En conclusión, esta guía detallada proporciona todos los pasos necesarios para recrear el maquillaje icónico de los años 70 de manera auténtica y moderna. Desde la preparación de la piel hasta la elección de los productos adecuados y la aplicación de técnicas específicas, cada consejo está diseñado para ayudarte a capturar la esencia de esta fascinante década.

Es importante mencionar que, aunque algunos consejos puedan parecer repetitivos, cada uno aborda aspectos diferentes del maquillaje de los años 70. Recordarlos y aplicarlos correctamente es crucial, ya que estos detalles eran parte integral del estilo de esa época. La atención a cada pequeño detalle y la repetición de ciertas técnicas aseguran que el resultado final sea fiel a las tendencias de los años 70, permitiéndote experimentar y disfrutar de un look retro con un toque contemporáneo.

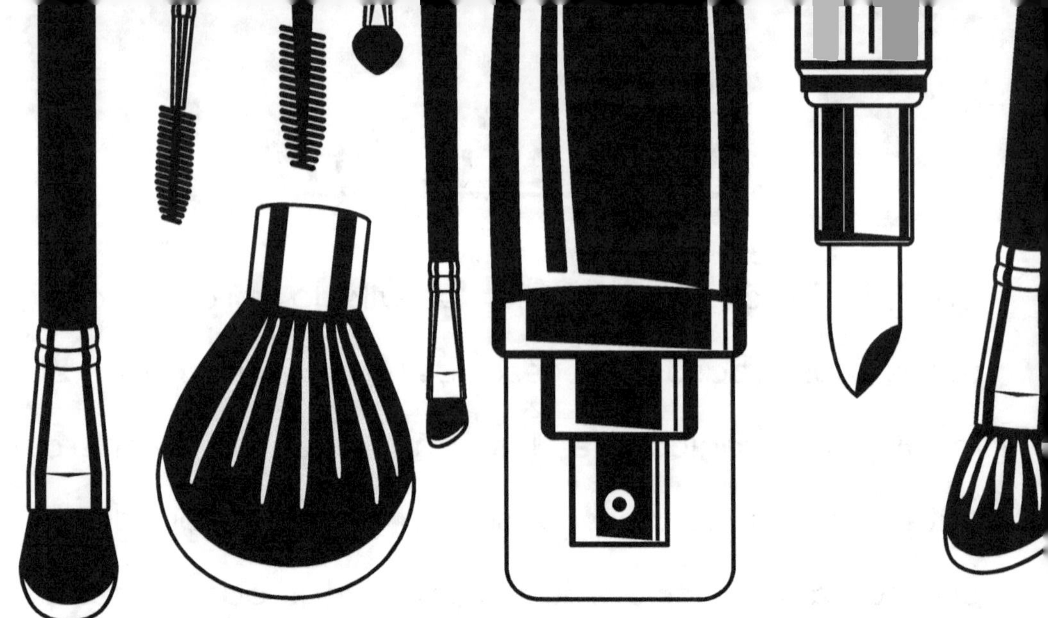

¡Diviértete explorando y recreando los looks de esta era vibrante y glamorosa!

GlamourPro Studios

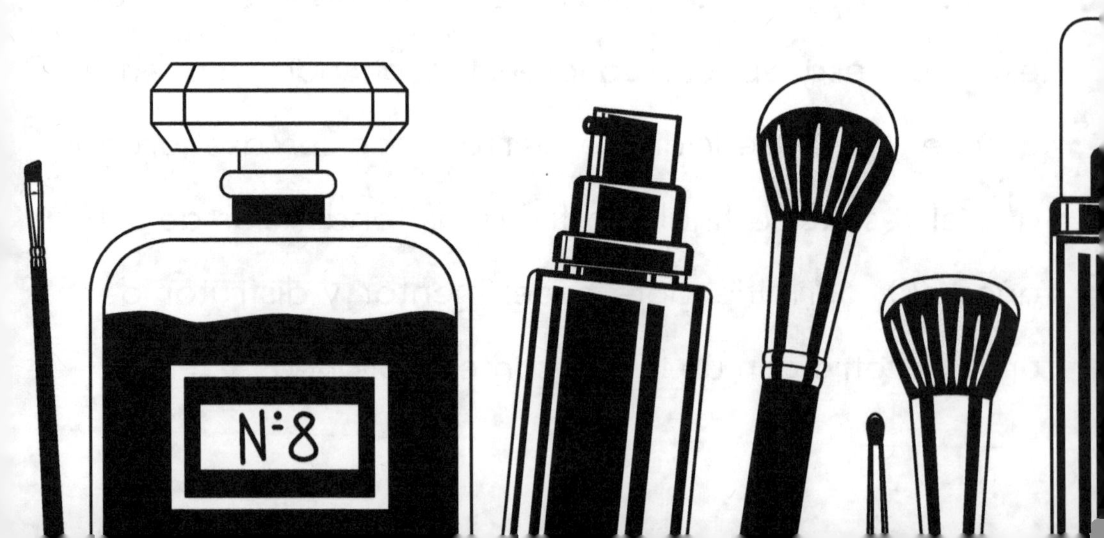

Otros productos de GlamourPro Studios:

MAKEUP FACE CHART MASTERY: Journal with 43 professional stencils for professionals or beginners (8.5x11 inches / 21.59x27.94 cm).

Enlaces de compra:

https://amzn.eu/d/cRsLxJD

https://a.co/d/eeOHBpO